図解 新型コロナウイルス職場の対策マニュアル

医師／労働衛生コンサルタント
亀田高志

X-Knowledge

はじめに

2020年の1月から、中国湖北省武漢で奇妙な新型肺炎が発生しているとの報道が出始めました。横浜港に停泊したクルーズ船の行政対応に報道が集中したのもつかの間、感染経路が特定できない市中感染の例が各地で報告され、患者さんの数が急増しています。

そして、各種イベントの自粛要請と公立小中高校の休校が3月初めからスタートしました。マスクは枯渇し、トイレットペーパーの買い占めが始まり、見えない恐怖から日本中でパニックが起きています。

重症になって人工呼吸器につながれた患者さんの様子やたくさんの人に感染させてしまうケースが報じられ、職場で感染者が出て、その施設が閉鎖になったり、中国やイタリア等では多数の死者が出て、医療機関までその被害を受けています。混沌とした状況に不安を覚えながら働く人は少なくないことでしょう。

世界的な流行をパンデミックと呼びますが、世界で同時に大流行になるわけではありません。そこには地域ごとに時間差があります。けれども**各地域での流行が一度広がるとそれを止めることは容易ではありません。**

よく知られたパンデミックには今から約100年前に流行った当時の新型インフルエンザ、通称「スペイン風邪」があります。その時には全世界で実に5000万人以上が死亡したと言われています。

ちょうど一世紀を経て、我々は高度情報化と高速大量輸送の時代に生きています。流行の広がるスピードは格段に高速化しており、初発例の報告からたった3ヶ月余りで、100か国以上で患者が発生しています。

世界的な専門機関には**人類の7割が感染する**と予測する専門家もいるようです。今後数か月から1年以上かけて、50億の人がかかり、仮に1%の死亡率とするとスペイン風邪に匹敵する人が亡くなる計算になります。

２００９年から新型インフルエンザが流行しましたが、これには治療薬がありました。しかし、今回の新型コロナウイルス感染症に安全で効果的な治療薬は本書執筆時点ではまだ開発されていません。

クルーズ船の件以降、テレビ、新聞、そしてネットと新型コロナに関する大量のニュースが連日報道されています。けれども、**経済やインフラを支える職場と働く人の目線での適切な考え方、そして具体的な対策に特化した情報は極めて少ない**、と感じてきました。そこで、職場で考えうる50の素朴な質問をベースに、個人と組織でやるべきことを、図表を用いて分かりやすく解説するように心がけました。

私は産業医科大学を卒業後、日米の大手企業で産業医として11年間働き、その後、産業医科大学の産業医養成機関の講師となりました。その間にアメリカ9・11のテロに応じたアジア地域での対策や国内におけるＳＡＲＳへの対応を経験しました。その後、産業医科大学が設立した職場の健康管理を扱うベンチャー企業の創業社長に就任し、２００９年から流行した新型インフルエンザに対する企業等での研修、講演、執筆を多数手がけました。２０１６年に社長を退任後も、大手多国籍企業等での危機管理対策のコンサルティングや研修も手がけてきました。

新型コロナウイルス感染症の流行は平和で安全な環境に慣れた我々には未経験の危機となる可能性があります。危機に際して大切なことは、**正しく捉え、適切に考え、妥当な行動をとり続ける**ことです。

本書の内容が読者の方々の健康と職場を守ることに少しでも役立てば幸いです。

【図解】新型コロナウイルス 職場の対策マニュアル 目次

第1章 新型コロナウイルス感染症の基礎知識

Contents

第2章 働く人ができる対策

第3章 職場での対策

Contents

カバーデザイン　田中俊輔（PAGES）
本文デザイン　伊地知明子
DTP　大島歌織
編集協力　渡邉雄一郎（グループONES）
イラストレーション　オオノマサフミ
印刷　シナノ書籍印刷

第1章

新型コロナウイルス感染症の基礎知識

世界中に感染が広がるウイルスに
冷静に対処するために
知っておきたいこと

Q.01 コロナウイルスとはどのような病原体なのですか？

A.

コロナウイルスは1万分の1ミリの大きさで、殻からとげ（スパイク）が突き出ており、**太陽の**※**コロナ（散乱光）**に似ているため命名されました。

※コロナを王冠の意味とする説もあります。

コロナウイルスは、ライノウイルスと並んで、風邪（症候群）を起こす主な原因とされています。風邪の5〜30％はこれらのウイルスが原因とされ、2〜3年に一度、冬に流行するとされています。

2002年11月に中国南部広東省で発生し、中国、香港、台湾を中心に流行した**SARS（重症急性呼吸器症候群）や2012年にアラビア半島で発生し、現在でも散発的な発生のあるMERS（中東呼吸器症候群）もコロナウイルスによる感染症です。そして、今回流行している新型コロナウイルス感染症（COVID-19）**はヒトに感染するものとしては7つ目となります。

ウイルスは生きている細胞の中でしか増殖できない、という特徴があります。空気中やドアノブ等に付着しているだけでは核酸とたんぱく質のかたまりに過ぎませんが、体内に侵入して複製を繰り返すことで増殖していきます。

コロナウイルスの構造

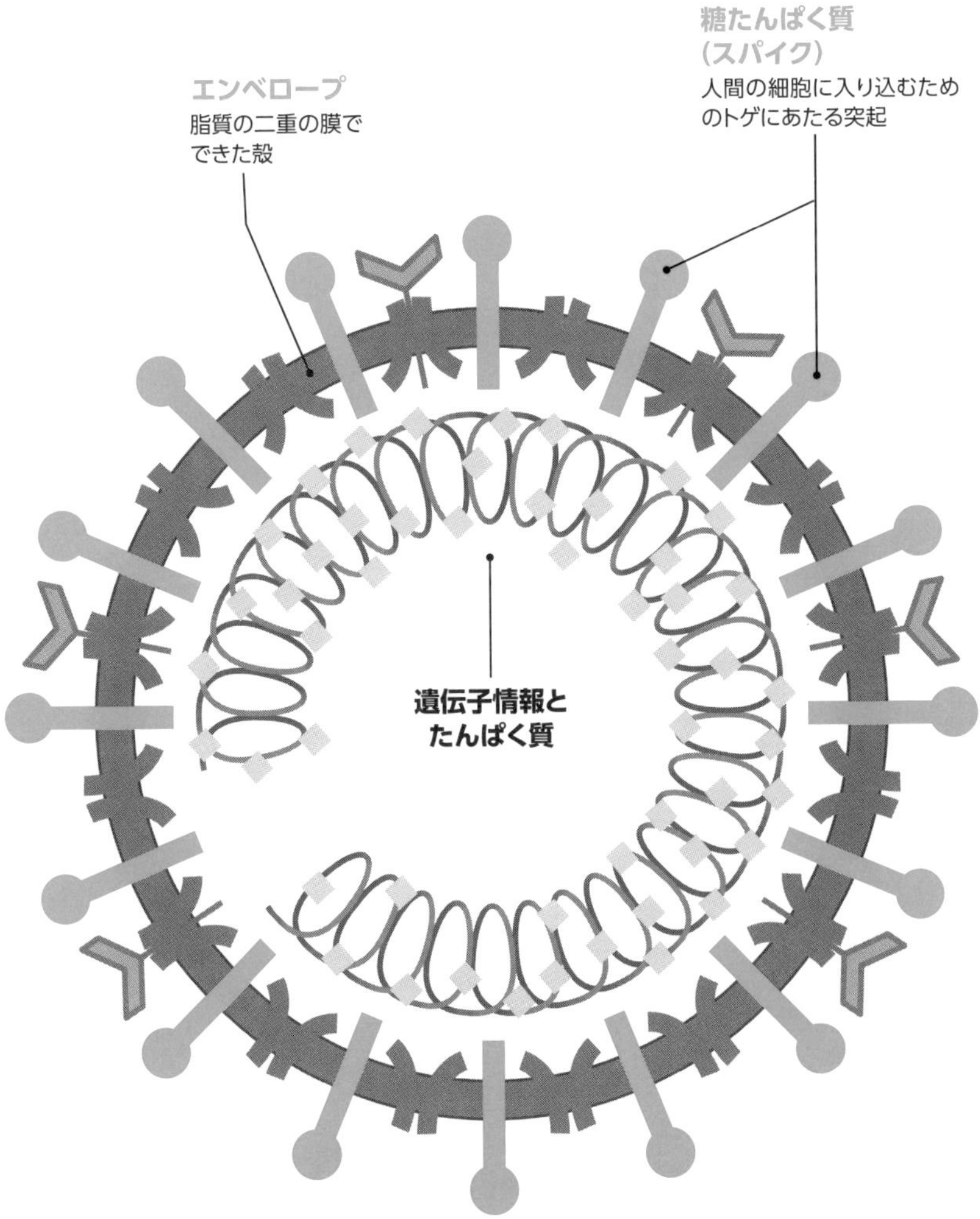

外側には殻にあたるエンベロープがあります。遺伝子情報にあたるゲノム、それを覆うカプシドがあり、あわせてヌクレトカプシドと呼びます。その周囲にはウイルス粒子を形作るたんぱく質があります。ウイルスはその遺伝子情報を司るゲノムが１本もしくは２本、それを構成する核酸がDNAか、RNAなのかによって分類されます。コロナウイルスは１本鎖RNAで、カプシドはらせん形、ゲノムの極性はプラスという性状です。

参照：標準微生物学 第13版　中込治（監修）　神谷茂,錫谷達夫（編集）　医学書院（2018年3月）等

Q.02

新型コロナウイルスに感染するメカニズムはどのようなものですか？

A.

鼻、口、のど等の表面の細胞に取りつき細胞内に侵入し、増殖を繰り返します。その毒性とヒトの抵抗力のバランスで発病するかが、決まります。

肉

眼では見えませんが、感染した人が咳やくしゃみをすると、ウイルスはしぶきとなって、半径1メートルから2メートルの範囲で飛び散ります。これを吸い込んだ場合に飛沫感染が起きます。

テーブルやドアノブに付着した飛沫に触れた手指で鼻や口、目を触ると、人間の粘膜の表面にウイルスがくっつきます。これを接触感染と呼びます。これらがコロナウイルスの感染経路です。

コロナウイルスの侵入経路としては、気道感染（呼吸器）と糞口（経口・消化管）の2つがあると考えられています。

侵入した後に、図のような増殖が短時間に繰り返されます。

ウイルスの量が不十分であれば、症状が出ずに、免疫の力で排除されていきます。これを不顕性感染と呼びます。たくさんだったり、免疫力が弱っていると、増殖が止められず、発熱や咳といった症状を感じるようになるのです。

コロナウイルスが増殖する様子

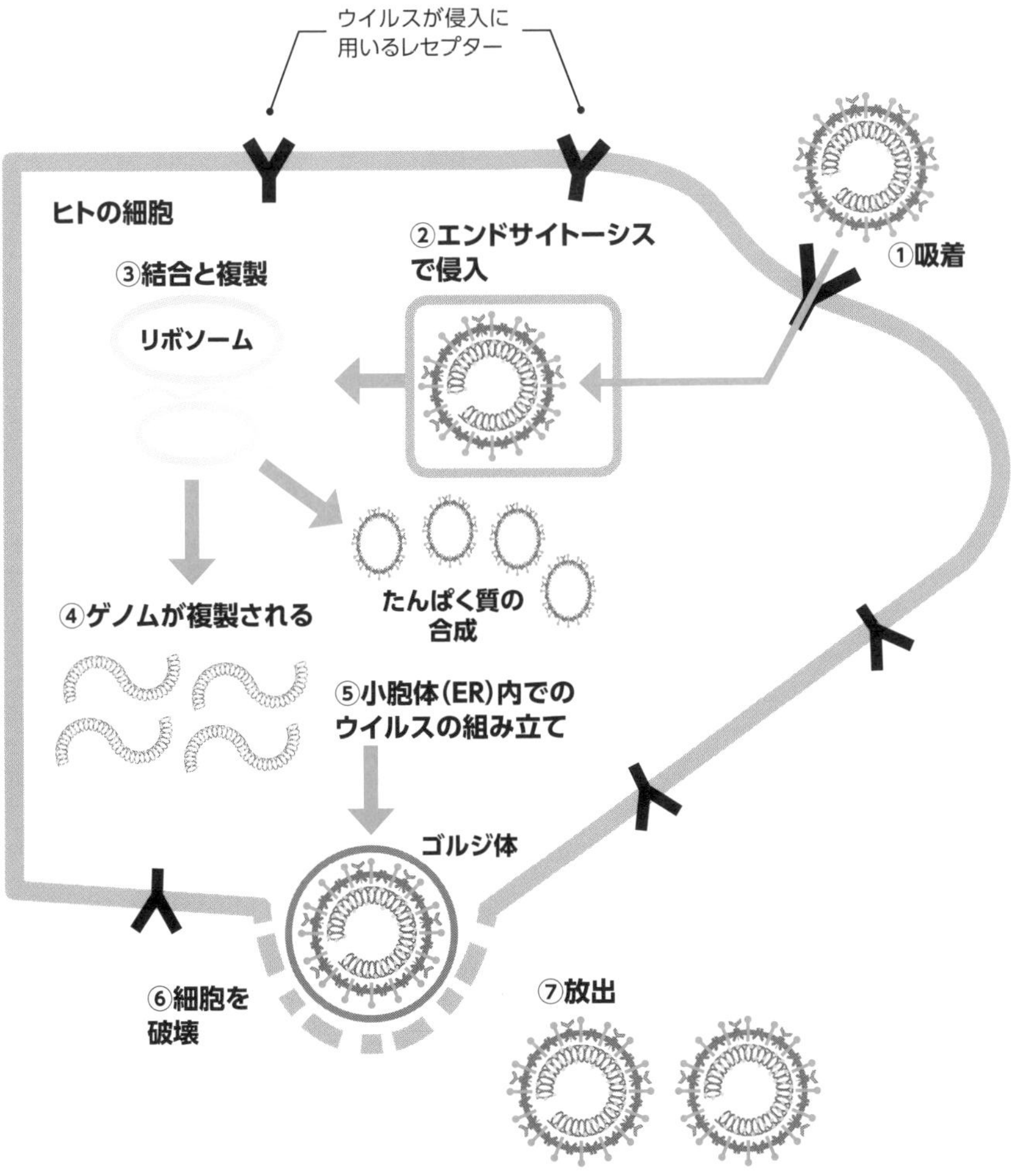

粘膜に吸着したウイルスは、細胞の表面にあるレセプターと呼ばれる、ウイルスにとっての入り口にあっという間に取りつき、細胞内に侵入します。その後、ウイルスは細胞内の物質を使って、遺伝子にあたるゲノムの複製を行います。また、ゴルジ体と呼ばれる細胞内小器官を使い、多数の子ウイルスが人間の細胞を壊して、放出されます。

参照：標準微生物学 第13版　中込治（監修）　神谷茂，錫谷達夫（編集）　医学書院（2018年3月）等

Q.03 新型コロナウイルスはなぜ流行するようになったのでしょうか？

A.

コウモリに感染していた新型コロナウイルスが、何らかの動物等を介して、ヒトの間で流行するようになったと考えられます。

コロナウイルスは人間以外に家畜や野生で生きる動物も持っているウイルスです。

コロナウイルスの一種であるＳＡＲＳコロナウイルスは、元はコウモリが宿主（感染を受ける動物）であると考えられています。

一方、ＭＥＲＳコロナウイルスはヒトコブラクダに風邪を起こすウイルスですが、ＳＡＲＳと同じようにヒトに感染するようになったようです。

新型コロナウイルスもＳＡＲＳと同じようにコウモリが持っていたウイルスに近い遺伝子構造を持つことが分かっています。

中国の生きた動物を取り扱う市場で働く人が新型肺炎に感染したことから、中国の研究者によって、病原体として新型コロナウイルスが特定されました。この新型コロナウイルスの正式名称は“SARS-CoV-2”と呼ばれます。

さて、コロナウイルスの増殖は、ヒ

普通は種を超えて伝染しないコロナウイルス

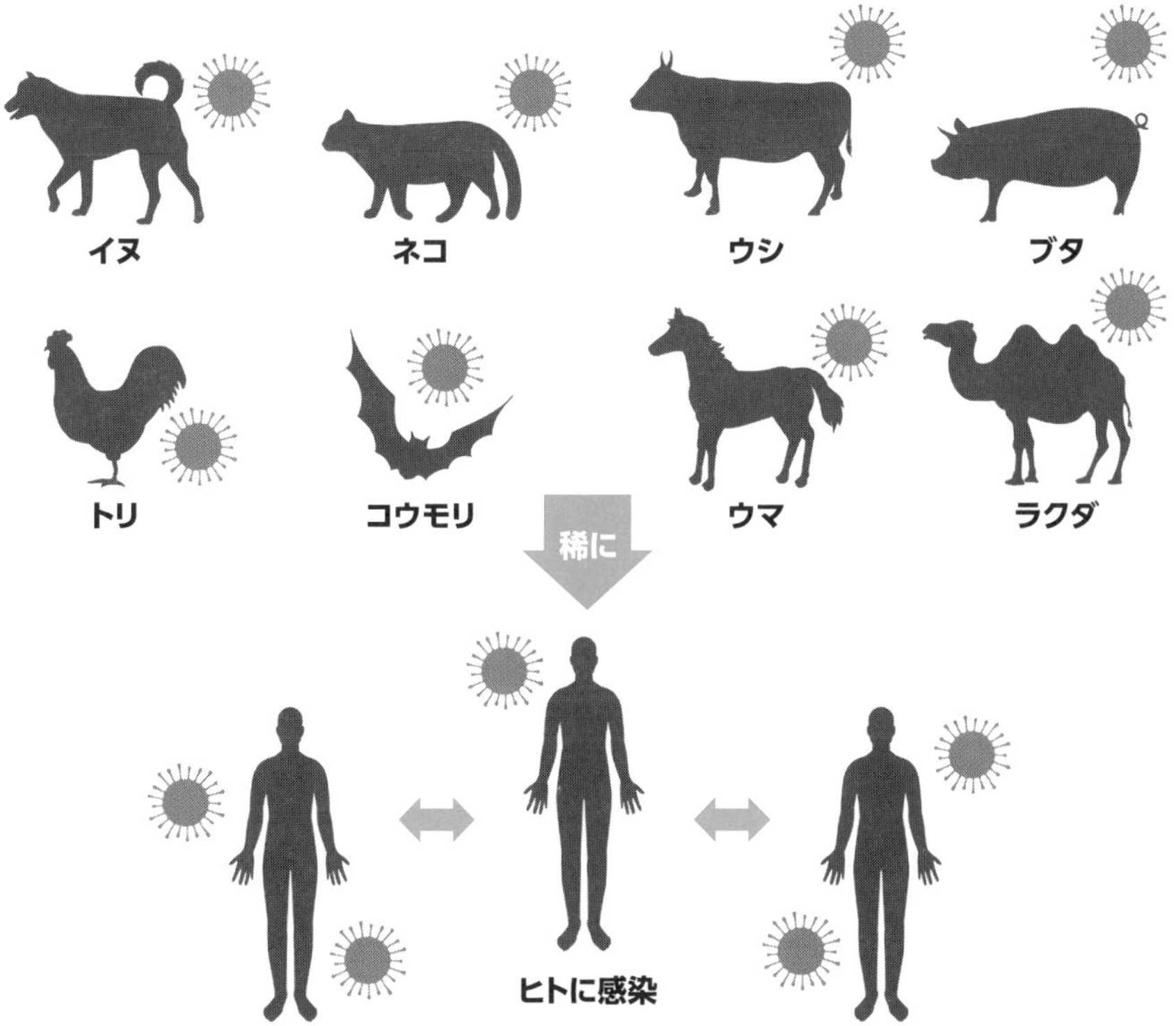

参照：【特別寄稿】新型コロナウイルス感染症（COVID-19），
川名 明彦他，日内会誌109:292～395,2020

トが世代交代に要する20年、30年といった年月よりはるかに早いため、遺伝子の写し間違いがランダムに短期間に何度も起きやすいのです。

そのため、その遺伝子が変化（変異）しやすく元々は動物にしか感染しなかったウイルスがヒトにも感染するようになります。そしてウイルスは、どちらかといえば、軽症なタイプが残るようになります。バタバタと感染したヒトが亡くなっていくと、人同士の感染が実現しないからです。

ウイルスの立場でいえば、軽い症状をヒトに起こして、より多くのヒトに広がったほうが子孫をたくさん残すことができる、という見方もできます。

今回の新型コロナウイルスは、ＳＡＲＳやＭＥＲＳよりは死亡率は低いものの、ヒト同士で感染しやすいようになっているのです。

Q.04 新型コロナを調べるPCRとはどんな検査ですか？

A.

患者さんの**喉から採取した痰等からウイルスの断片を増幅させて測定**します。ただし、精度は完璧ではありません。

P

PCR検査は新型コロナを疑われた場合の検査として一躍有名になりました。

患者さんの鼻から滅菌した長い綿棒を挿入して、喉を拭って痰や唾液、気道から分泌された液を採取します。

これを熟練した検査技師の方が左上の図と説明のような精密検査機器を用いて測定を行います。

医学検査では「患者さんが確かに陽性である」と判定する確率を感度（％）、「患者さんでない人を陰性である」と判定する確率を特異度と言います。

共に100％が望ましいのですが、感度を100％にしようとすると特異度が小さく問題がないのに問題だと判定されてしまう人が増えます。特異度を100％に近付けると反対に感度が下がってしまいます。これをトレードオフの関係にあると表現します。

PCR検査で陽性と判定されれば、新型コロナに感染していることが確認

PCR検査とはどのような検査なのか?

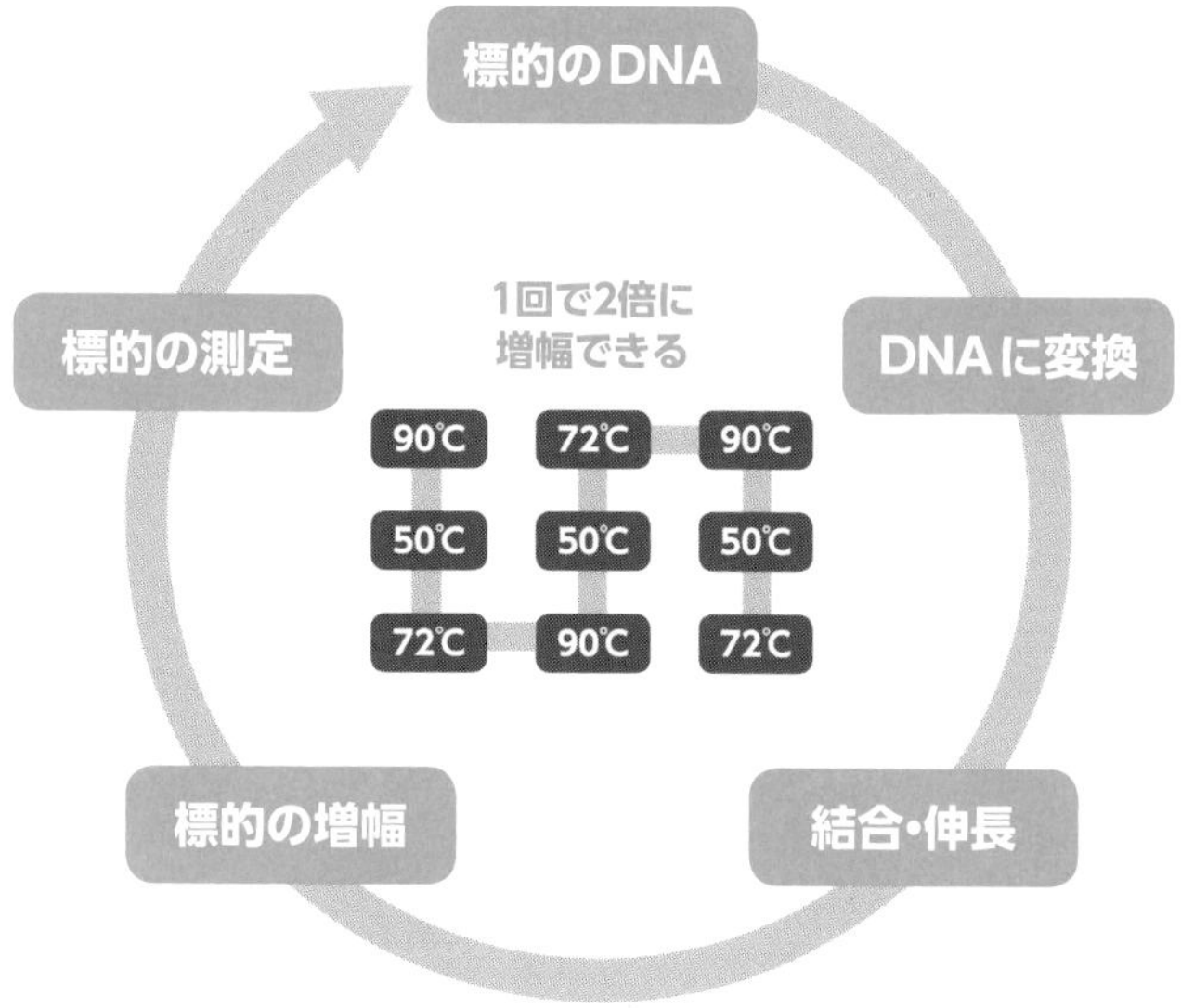

英語ではPolymerase Chain Reactionと呼ばれ、ポリメラーゼ連鎖反応という名称の検査です。ウイルスの遺伝子の構造物であるDNAという物質を、ある種の酵素であるポリメラーゼやプライマーを用いて大量に増やして検出する方法です。微量のDNAであっても検出が可能なので、病原体の検出のための検査に利用されています。コロナウイルスは遺伝子がRNAという物質でできているウイルスであるため、まずDNAに変換した後にPCRを行うRT-PCRと呼ばれる検査が実施されます。

参照：標準微生物学 第13版　中込治（監修）　神谷茂，錫谷達夫（編集）　医学書院（2018年3月）

できます。特異度は良好ですが、**感度はせいぜい70％くらいだとする見解が多いようです。**

新型コロナウイルスに対するPCR検査では、ウイルスの量が少なく、上手く拭えない場合もあり、鼻に綿棒を入れる処置によって、検査を行う医師等が飛沫感染を起こしてしまう危険も指摘されています。

中国ではPCR検査よりも胸部CT検査の方が診断のためには優れているとの研究結果も公表されました。

PCR検査が一度陰性になったのに陽性に戻ることがあるのは検査の精度が不完全であることと共に全身のウイルスを免疫反応によって全て制圧するにはある程度の期間が必要であることを意味しています。

なお、今後はより安価で簡便な検査法として、血液中の免疫を担う抗体の値を測定する方法も開発され、広く活用されることが期待されています。

Q.05

新型コロナではどのような症状が出るのでしょうか?

A.

発熱、**咳**、**強い全身倦怠感**を訴えることが多く、肺炎になると息苦しさや胸の痛みを感じ、重症化して死亡することがあります。

新型コロナウイルス感染症の初期症状は、発熱、鼻水、のどの痛み、咳のような通常の風邪と変わりがありません。

これは医学的には上気道炎と呼ばれる状態です。最初の段階では今のところ、新型コロナだけに見られる特徴的な症状はないようです。

日本は検査体制の問題もあって、限られた症例のデータしかありませんが、112例の患者年齢を含めた検討結果が国立感染症研究所から公表されています。(2020年2月29日時点)

- ✓男女比は男性が1・6倍
- ✓70代が3割、80代が2割弱で高齢者が多く、50代、60代が続く
- ✓初期症状は発熱が72%、咳は69%、肺炎65%、咽頭痛34%、全身倦怠感33%、鼻汁・鼻閉27%、頭痛27%、下痢17%、嘔気嘔吐8%、関節筋肉痛7%とされている

自分の免疫反応も関連して肺の状態

中国における55,924人の患者に認められた症状

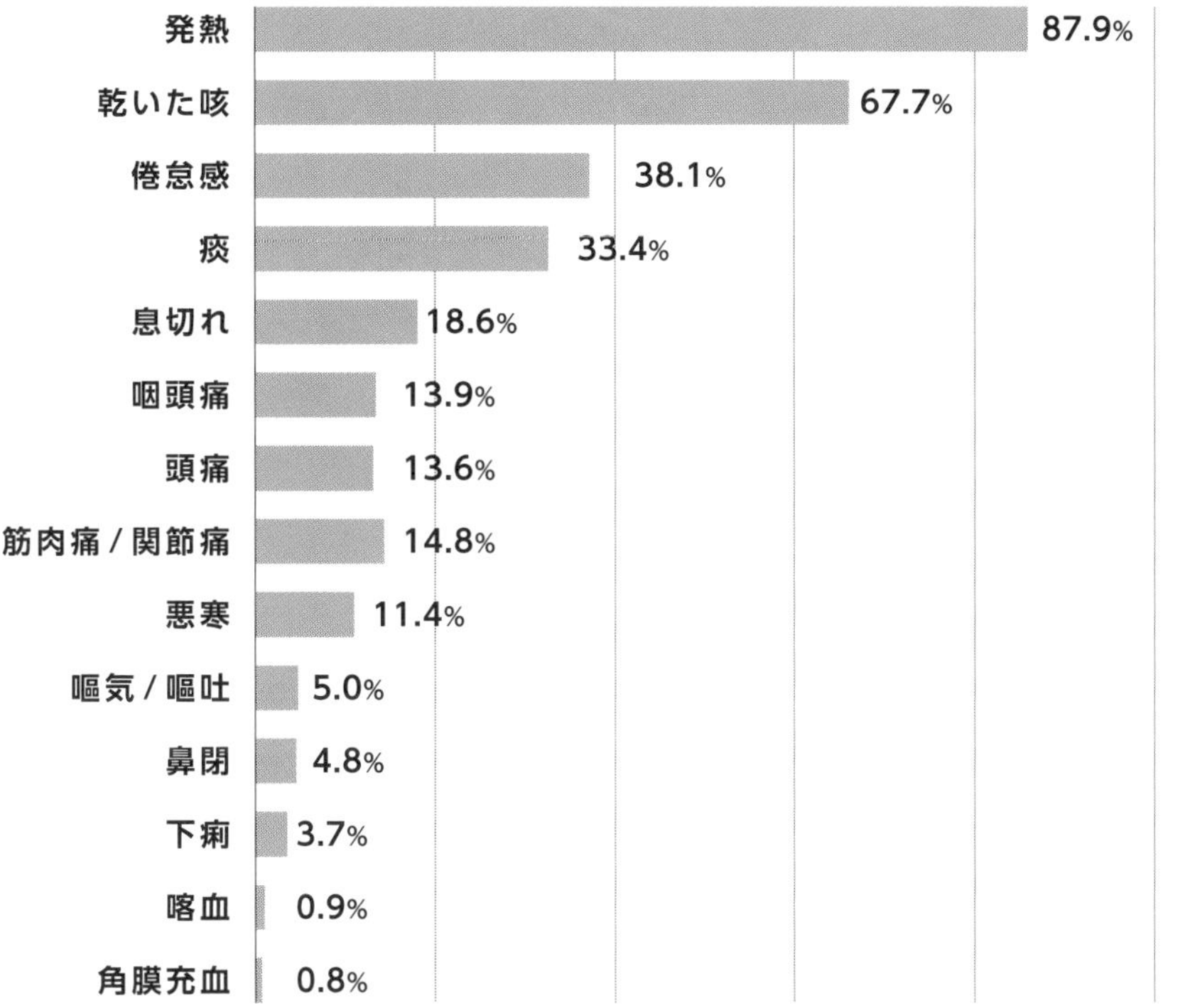

参照：Report of the WHO-China Joint Mission on Coronavirus Disease 2019 (COVID-19) , 16-24 February 2020

が悪くなるＡＲＤＳ（急性呼吸窮迫症候群）も少数ですが認められています。これに対する治療としては、人工呼吸器を使用した呼吸管理や、さらに気管切開を行い、気道を確保する処置を行うこともあり、体外式膜型人工肺の使用まで行われています。

なお、重症化する可能性があり、注意が必要とされるのは次のような状態です。

- 高齢者
- 糖尿病
- 腎不全、透析治療を受けている場合
- 免疫抑制剤で治療中
- 抗がん剤等を使用中
- 慢性肝炎（ウイルス性、さらに肝硬変）
- 心臓病
- 慢性閉塞性肺疾患（COPD、Chronic obstructive pulmonary disease、慢性気管支炎や肺気腫等の総称）（長年の喫煙習慣によるものが多い）

Q.06 新型コロナにかかってしまったら、どのような治療が受けられますか？

A. 安全で効果的な抗ウイルス薬はありません。現状では**対症療法が中心**になります。

コロナウイルスに直接効く薬は細菌類に対して使用される抗生物質ほど、まだ十分に開発されたわけではありません。SARSやMERSでも検討はされましたが、薬剤の開発は製薬会社が商業的に行う面があります。

今回のような新型ウイルスに対して、大流行を予想して、予め大量に生産しておくことは現実的でないのです。

そのような理由や背景から、日本でも発生してきた患者さんには発熱や痛みに対して鎮痛解熱剤や消炎剤が投与され、食べられない、水分補給ができない、といった患者さんには点滴を行うなどの治療が行われています。また、肺炎がひどくなると酸素の投与を行ったり、場合によっては人工呼吸器を使用することもあります。これらを医学的には対症療法といいます。

図に現在の医師の立場での対応の流れを分かりやすく示してみました。

医療機関での診断・治療の流れ

問診・検温

症状・経過　　体温測定

↓

診察

触診　　聴診

↓

他の病気の除外も考慮した検査

胸部レントゲン・CT　　血液検査等

↓

必要かつ可能であれば、PCR検査の実施

↓

治療の実施

症状・持病に合わせた対症療法　　細菌による二次性の肺炎等の防止

抗ウイルス薬はまだいくつかの種類が試験的に使用されている段階です。

専門家向けのガイドとしては、50歳以上では重い呼吸不全を起こす可能性があり、低酸素血症に対して酸素投与を行います。また、糖尿病、心臓病、慢性肺疾患、慢性閉塞性肺疾患のある患者さん、経過の中で、酸素投与と対症療法だけでは呼吸不全が悪化していく場合には、抗ウイルス薬の投与を検討します。（参照：日本感染症学会 COVID-19に対する抗ウイルス薬による治療の考え方 第1版、2020年2月26日）

ただし、健康保険の適用外なので、患者さんやその家族と話し合いながら使用します。

なお、予防接種のためのワクチンの開発が待たれますが、ワクチンが実用化されるには、早くともこれから半年から1年以上必要です。

Q.07 致死率が低いとされても安心できません。本当に大丈夫でしょうか？

A.

日本ではまだ少ないですが、中国における調査では診断された患者のうち**0・4%から2・9%の方が亡くなっています。**

2002年に中国広東省で発生したSARSでは患者数8000人強で死亡率は10%弱、そして2012年から確認されているMERSでは2015年の韓国の局地的な流行を経て2500名弱で死亡率は3人に1人とされています。

死因は呼吸不全や腎不全、肝不全を伴う多臓器不全、ウイルス性肺炎等に合併した細菌感染症となっています。

医療体制や医療保険制度も異なりますが、図のように中国における4万人以上のデータによると、全体で2・3%の死亡率です。湖北省内外で違いがあり、性別では、男性の2・8%に比べて女性は1・7%と低くなっています。

年齢階層別では中高年以上での死亡率が高い傾向にあり、特に80歳以上は15%で6人から7人に1人となっています。また、重症化のリスクである**持病がある場合には、死亡率は2倍から4倍となります。**

中国における44,672人の患者の死亡率と死因

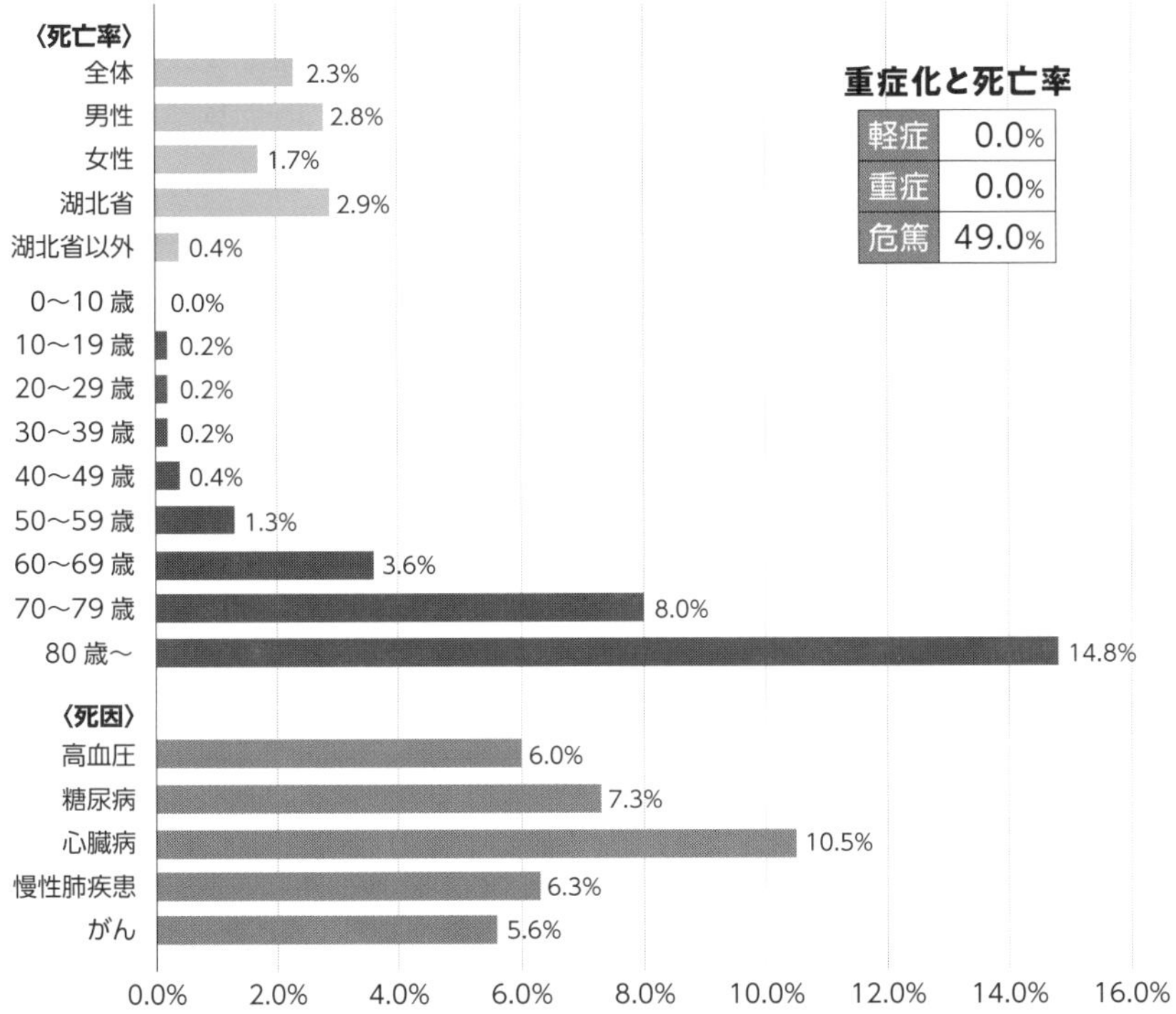

出典：China CDC Weekly Vital Surveillances The Epidemiological Characteristics of an Outbreak of 2019 Novel Coronavirus Diseases (COVID-19) — China, 2020 The Novel Coronavirus Pneumonia Emergency Response Epidemiology Team

２０２０年２月に出されたＷＨＯ（世界保健機関）と各国の専門家が協力して実施した調査では、中国における診断が確定した患者全体７万７７８０人のうち、死亡者数は２６６６人で死亡率は３・４％、中国以外の２６６６人の患者数では死亡が34人（１・４％）であったとされています。

日本ではまだ患者全体の把握状況が不十分で、確定的なことは言えません。重症化のリスクとなる健康問題を抱えた人もおり、高齢化している日本人全体にとって、今後の流行次第では、危機的な状況も懸念されます。

なお、発端となった中国湖北省の患者数は６万７０００人を超えていますが、４万人強の人たちは既に回復したとされています。従って、病院にかかって診断を受けるほどの状態でも６割の人は早期に元気になってきます。過度に怖がらず、冷静な準備を心がけることが大切です。

Q.08

世界的に流行していますが、日本の流行のピークはいつ頃になりますか？

A.

WHOはパンデミックと宣言しました。1週間ごとに患者数が2倍になると、**日本では5月末に流行の第一波（ピーク）**に襲われるかもしれません。

本書を執筆中の2020年3月6日の段階で、国内の複数の地域でクラスターが発生しています。クラスターというのは、限られた集団で感染が広がった場合のことを意味し、季節的な感染症の広がりをエンデミック、局地的で急激な広がりをエピデミック、そして、世界的な流行をパンデミックと呼びます。

パンデミックとなった場合でも、世界中が一気に患者さんであふれるのではなく、地域ごとに状況に違いがあります。例えば人の行き来や人口密度による相違があるからです。

マスコミでも報道されていますが、一人の患者が何人にうつすか、という数値を基本再生産数と呼びます。この数値を正確に把握するのは難しいですが、新型コロナウイルスは2・2（1・4〜3・9）と推定されています。

この数値はSARSの0・80、MERSの0・69と比べるとかなり高く、それ

患者が1週間で2倍になると仮定

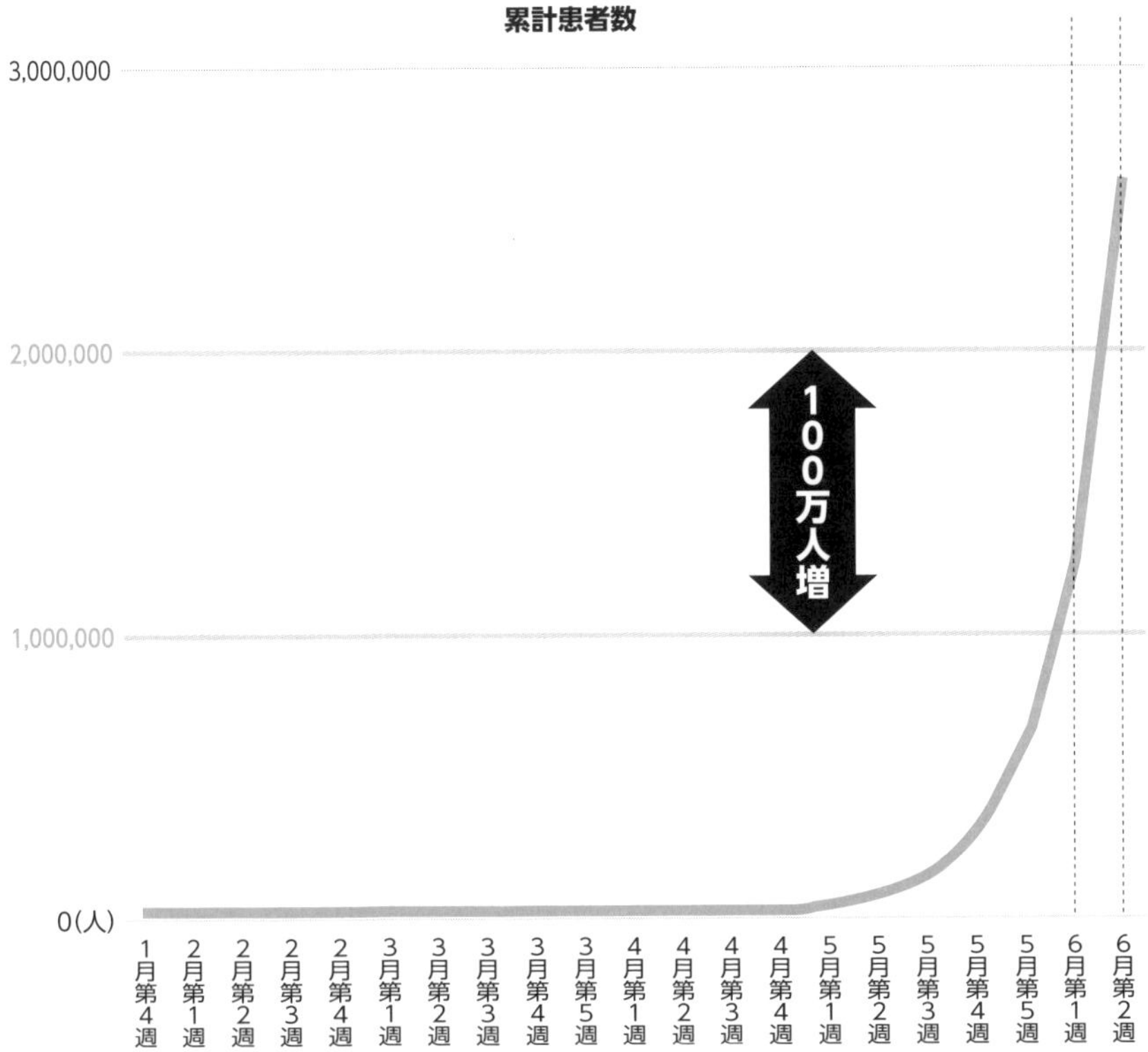

だけ**新型コロナウイルスが今までのコロナウイルス感染症よりも広がりやすい**ことが懸念されます。

ＷＨＯ（世界保健機関）は感染の広がりに関して警鐘をならしており、3月11日にパンデミックであると宣言しました。

無用な不安を煽ってはいけないと思いますが、海外からの帰国者との接触が明らかでない、市中感染によるものと思われる患者も出ています。そこで、独自に今後の経過を検討してみたのが上の図です。

患者の数が倍に増加する日数を切りよく1週間と仮定します。すべての条件が同じだとすると、図のように**5月を過ぎるあたりに1週間に100万人がかかる**、という計算になります。

なお、感染が広がっても、全国の都道府県で一律に同時に流行が起きるわけではありません。それは世界規模の流行でも同じです。

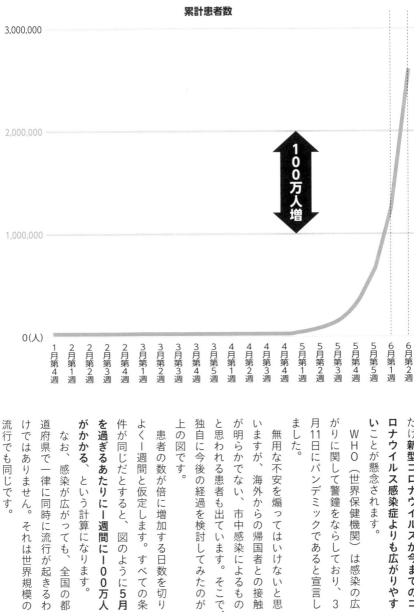

Q.09 新型コロナウイルスの流行はいつ終息するのですか？

A.

流行のピークは数回に及ぶ可能性があり、夏の高温と乾燥で抑えられる一方、海外から新たに持ち込まれる恐れもあります。

WHO（世界保健機関）は3月11日にパンデミックを宣言し、各国に対策をより強化するように勧めています。

新型インフルエンザの場合もそうですが、**流行のピークは通常、一度で終息せず、2回目、3回目の波がやってくる**のです。

3月初めの段階では、市中感染の報告やクラスターの報道が次々と出され、国民の間で不安が広がっています。けれども、パンデミックそのものが時間的、空間的な濃淡があるものなのです。

ありがちなのは、特定の1～2週間だけ乗り切ってしまえば大丈夫ではないか、という希望的観測です。

そうではなくて、流行は**人から人へ、町から町へと人の動きに合わせるかのように広がっていく**ことを想定しておくことが必要です。

ウイルス学の専門家の見解としては、コロナウイルスは冷たい気温と湿気を

流行のピークは数回に及ぶ場合も

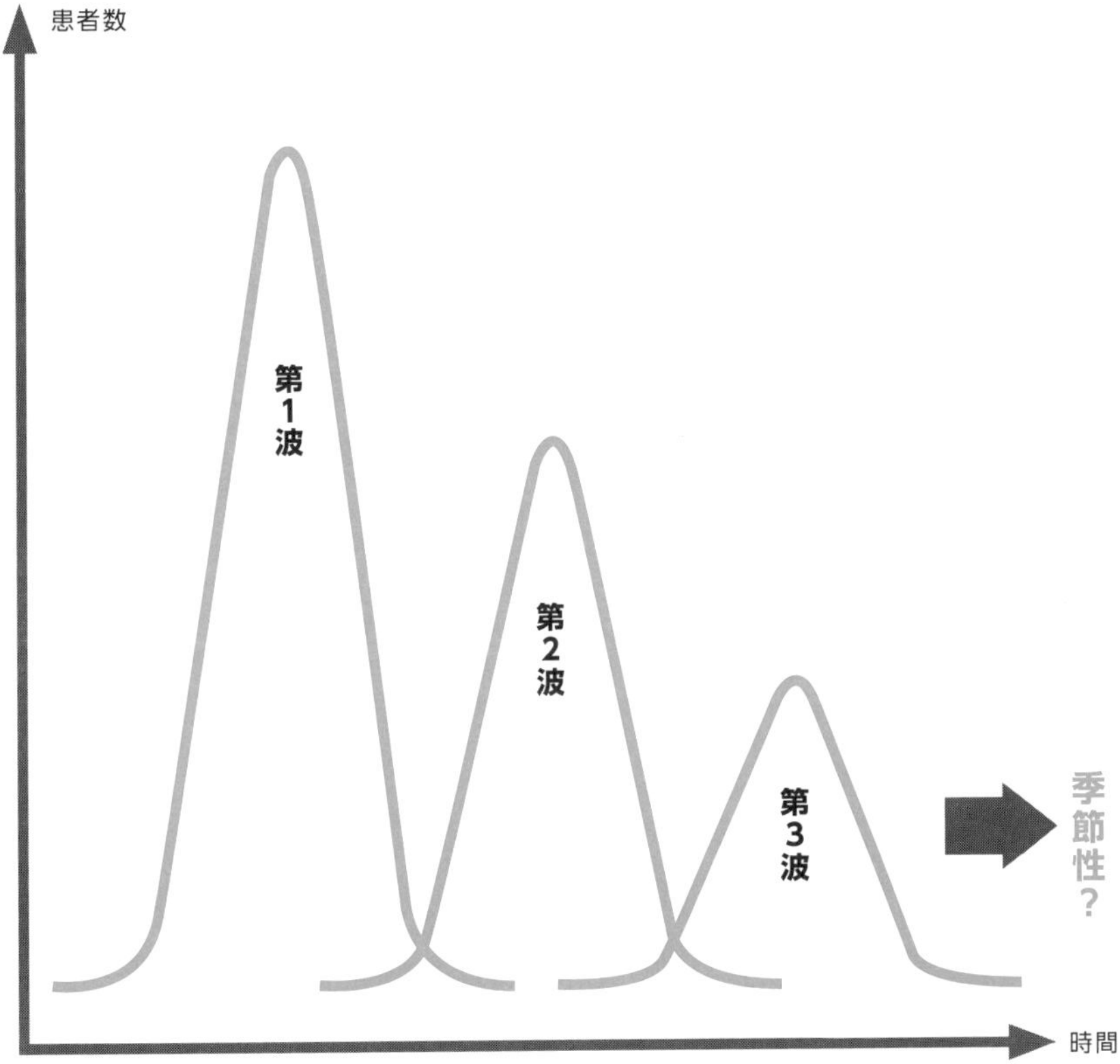

好むとされていました。しかし高温多湿の地域でも感染が広がっています。

これから5月から6月にかけたタイミングで高温と乾燥した日が続くと、コロナウイルスにとっては過ごしにくい気温と環境になる可能性があります。希望的観測かもしれませんが、行政や医療機関、国民の努力以外に、気候の変化で、流行が収まる可能性はあるかもしれません。

うまく流行が一度収まったとしても、海外からたくさんの人が訪れ、流行が再燃する恐れがあります。ですから決して油断はできません。

最終的な終息は、新型コロナウイルスに対する治療薬が広く使えるようになり、また効果的なワクチンも利用できるようになった時、あるいは、人口の7割前後が感染し、免疫を持った段階であると考えられます。

Q.10 新型コロナウイルスは私たちの生活環境でどれくらい生きるのですか？

A.

室温や湿度、付着した場所によりますが、感染力が強いのは数時間で、**環境が合えば2週間程度**は活性が保たれます。

コロナウイルスに限らず、ウイルスは生体以外の自然環境の中では自ら増殖できません。

これを微生物学の専門用語では偏在細胞内寄生性と呼びます。つまり、我々にとって恐ろしい病原体であっても、図表に示したように、新型コロナウイルスと同じ種類のＳＡＲＳウイルスでは、晴れた屋外では3時間後には感染力を失います。

一方、**ヒトの痰、便、尿、血液の中では、比較的長期間安定して活性を保つ**ことが可能です。

また、同じ便でも下痢をした便の中ではより長く安定性が保たれることや、便等に含まれる形で表面についている場合は、長く感染力を保つこともわかっています。

これらの情報は、新型コロナウイルスに対して私たちが注意しなければならないことを教えてくれます。

SARSコロナウイルスの安定性のデータ

条件	生存期間
気温24℃の場合	紙、木、土、金属、プラスチックの上　3日間
	痰、糞便の中　5日間
	尿中　10日間
	血液中　15日間
気温37℃	4日間
温度56℃	90分
温度75℃	30分
晴れた日の紫外線の下	3時間

出典：標準微生物学 第13版 監修 中込治　編集 神谷茂・錫谷達夫　医学書院 2018年3月 等

つまり、ドアノブ、手すり、テーブル、椅子、あるいはトイレのドア、便器といった箇所を触り、その手指で口や鼻を触ってウイルスを体内に入れてしまう接触感染が起きる流れが具体的に想像できるからです。一方、濃度75%のアルコール系消毒剤を使うと、ウイルスは5分で壊れてしまいます。

従って、**職場に到着した際や帰宅後、食事や休憩の前には必ず手洗いを行い、または手指の消毒を行うことや、部屋やトイレの清掃の際にアルコール系消毒剤等で定期的にふき取る**のがよいでしょう。

送られてきた荷物やその箱の表面では長期間活性を保つことができないので、過度に恐れる必要はありません。

食品に関しては、焼く、煮るといった火を通す調理を行うとウイルスは崩壊するので、過度に心配する必要はないと考えられます。

○オーバーシュート

予想を大きく超える爆発的な患者の急増。

○ロックダウン

数週間、各地域を封鎖すること。強制的な外出等禁止措置を政府が行うこと。

○サイトカインストーム

新型コロナ等の刺激によって、体内の免疫機構等が暴走し、その結果、ショックや多臓器不全を起こしてしまう状態のこと。

○トリアージ

多数の重症者が発生したような場合に、その緊急度や程度に応じて診断や治療の優先順位を判断していくこと。

○人工呼吸器

救急治療や麻酔を行っているときに患者の肺に適切な濃度の酸素を送って、自然な呼吸を助ける装置のこと。

○改正新型インフルエンザ等対策特措法

新型コロナを含む新興感染症が海外で発生した場合に第一段階として政府対策本部を立ち上げ、政府行動計画に基づき、基本的対処方針を策定し、水際対策を行う。さらに第二段階として、国内に侵入し、病原性が強いおそれがある場合には、緊急事態宣言を発出する。その際に以下を行うことになる。

感染拡大を防止するため

- 国民に対する外出自粛要請や学校、催し物等の開催の制限等の要請・指示　等

医療等の提供体制を確保するため

- 臨時の医療施設の設置とそこでの医療の提供　等

国民生活・国民経済の安定のため

- 医薬品等の緊急物資の運送の要請・指示、政令で定める特定物資の売渡しの要請・収用、行政上の申請期限の延長、政府関係金融機関等による融資　等

出典：①新型コロナウイルス感染症患者に対する積極的疫学調査実施要領（暫定版）より
②内閣官房新型インフルエンザ等対策室ウェブページ　パンフレット「新型インフルエンザ等対策について～新型インフルエンザ等の発生に対する危機管理～」より引用・改変 https://www.cas.go.jp/jp/influenza/index.html）（2020年3月中旬の段階）
③新型コロナウイルス感染症対策専門家会議「新型コロナウイルス感染症対策の状況分析・提言」（2020年3月19日）

Column 1

新型コロナ対策を行う際に知っておくべきキーワード

○パンデミック

伝染病である新型インフルエンザ等の世界的な大流行という意味。3月11日にWHO（世界保健機関）から今回の新型コロナもパンデミックの状態にあると判断された。

○患者（確定例）

症状等から新型コロナウイルス感染症が疑われ、検査により新型コロナウイルス感染症と診断された人のこと。

○疑似症（疑われる似た症状を呈する）の患者

症状等から新型コロナウイルス感染症が疑われ、そのように診断された人のこと。

○濃厚接触者

「患者（確定例）」が発病した日以降に接触した人のうち、以下に該当する人たちのこと。（※医師等の専門家は除いています）

- 患者（確定例）と同居あるいは車内、航空機内等で長時間、接触した場合
- 患者（確定例）の出した痰、鼻水、唾液等に直接触れた可能性が高い場合
- 患者（確定例）を直に手で触れた場合
- 患者（確定例）の飛沫があって2メートル以内の距離で接触があった場合

濃厚接触者は、原則自宅待機を求められ、不要不急の外出を控え、健康観察を2週間（14日間）受ける。接触してから発病するまでの潜伏期間が14日間と考えられ、無症状でもウイルスを排出する可能性が否定できないため。

○患者クラスター

感染連鎖の継続で連続的に集団発生を起こし、大規模な集団発生（＝メガクラスターと呼ぶ）につながりかねないと考えられる患者集団を指す。換気の悪い密閉空間、多くの人の密集、互いの近距離の3つの条件で発生しやすい。

○スーパースプレッダー

一人の患者から通常感染させる人の数を超えて、たくさんの人に感染させる人のことである。なぜそのようになるのか、そのリスクは未だ明らかではない。

Column 2

欠勤の取り扱いについて

職場での対策において、今後流行が拡大して、従業員の方々に新型コロナも疑われる発熱等の症状が出て自宅待機を行う場合に「欠勤の取り扱いをどのようにするか？」という課題があります。

有給休暇の取得で処理しようという一部の企業もありますが、もし流行が長期化した場合には、欠勤扱いにするのか、という難しい課題が生じてきます。また、家族や同僚の感染やその疑いによって、待機せざるを得ないケースも想定されます。

考えておく必要があるのは、従業員が安心して休むことができるよう準備し、それを周知することです。そうでなければ症状がある従業員の人が無理に出社し、職場での感染を起こしてしまうかもしれません。

このような課題に対して、以下のような厚生労働省による取り扱いが案内されています。

- 欠勤中の賃金の取り扱いを予め労使で十分に話し合うこと。有給の特別休暇制度を設けることもできる。就業規則に定めるなどにより、従業員に周知すること。
- 発熱等の症状で一律に従業員を休ませる場合は職場側の自主的な判断で休業させることになり、休業手当を支払う必要がある。「帰国者・接触者相談センター」等への相談の結果、職務継続が可能であるとされても、職場の自主的判断で休業させる場合にも同様である。
- 発熱等の症状があり、従業員が自主的に休む場合は、通常の病欠と同様に取り扱うが、病気休暇制度を活用できる。
- 感染が確認されて、都道府県知事が行う就業制限で休業する場合は休業手当を支払う必要はない。被用者保険に加入していれば各保険者から一定の傷病手当金が支給されるので、それを案内すること。

第2章

働く人ができる対策

毎日の生活や通勤
そして職場でできる工夫と実践

Q.11 どういった考えのもと新型コロナ対策に取り組むべきでしょうか？

A.

感染症には、**病原体**、**感染経路**、**宿主（ヒト）の3つの要素**が関係します。各々の具体的対策を考えるのが合理的です。

私たちが新型コロナウイルスにさらされるリスクは、仕事を含めて日常生活を送る限り、完全に避けることは難しいのが現実です。働き方改革が叫ばれる今日でも、完全なテレワークができる読者の方は少数派ではないでしょうか？

しかし、**毎日電車やバスで通勤する必要があっても、なるべく気をつけて行動することで、病原体に触れて、感染する可能性を少なくすることができます。**

改めて感染症に対する基本的な考え方をおさらいしておきましょう。ビジネスと同様、原則を理解しておくことが何よりも大切だからです。

感染症を起こすには、ごく当たり前のことですが、図の上にある病原体であるウイルスの存在が必須です。

次に、新型コロナウイルスが体内に侵入しない限り、発病しません。これも至極当たり前のことです。このルー

感染症の3要素

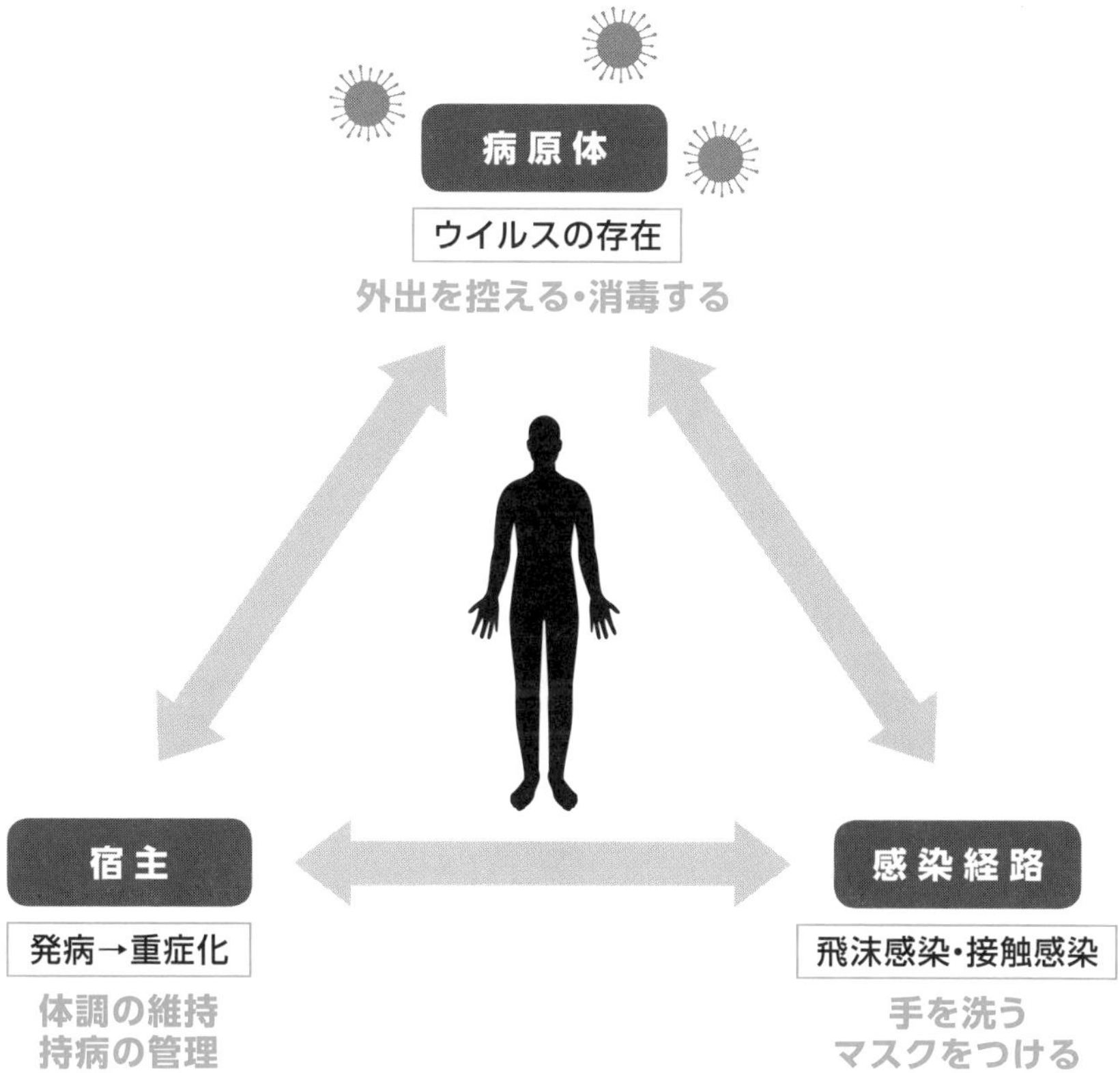

トを感染経路と呼びます。

そして、感染した人を宿主と呼びます。ウイルスはこれで初めて人体で増殖ができるようになり、人は発熱、咳、全身倦怠感といった症状を訴えるようになるわけです。

こうした考え方を**「感染症の3要素」または、「三原則」**と呼びます。

そして、この3つの要素から、日常的な対策を考えると、外出を控える、トイレの消毒、手を洗う、マスクをつける（効果は完全ではないですが）といった対策が大切であるとわかります。

そして、疲労を避けるなど心身をよい状態に保ち、リスクとなる持病がもしもあれば、重症化を防止するよう、病状を安定させるように管理することも重要です。

日常生活や職場での毎日で、この3つの要素に対して、対処しようと考えていくのが合理的で効果的です。

Q.12 自分が感染したら……と不安です。どうすればいいですか？

A.

感染を完全に防ぐには自宅に閉じこもるしかありませんが、現実的ではないので、**可能性を少なくすることを意識**しましょう。

もしも感染してしまったら……と心配になる気持ちはよくわかります。

感染者が出れば、感染拡大を防ぐために、自治体等の担当者が感染経路をフォローする目的で訪問して聞き取りを行います。

3月現在では、記者会見が行われて、個人が特定されそうなほど、その人の暮らしが明らかになる場面がテレビやネットで報道されています。ご自分が当事者になったらという不安な気持ちを感じるかもしれません。

ましてや肺炎になった経験がない人、身近にもそうした人がいないと、感染したらひどい症状が出るんじゃないかと大きな不安やストレスを感じる場合もあるでしょう。

感染を完全にシャットアウトするには、生活そのものを大きく変えて、自宅に閉じこもり続けるしかありません。しかし、フリーランスの方やテレワー

労災防止を目指すバードの法則との対比

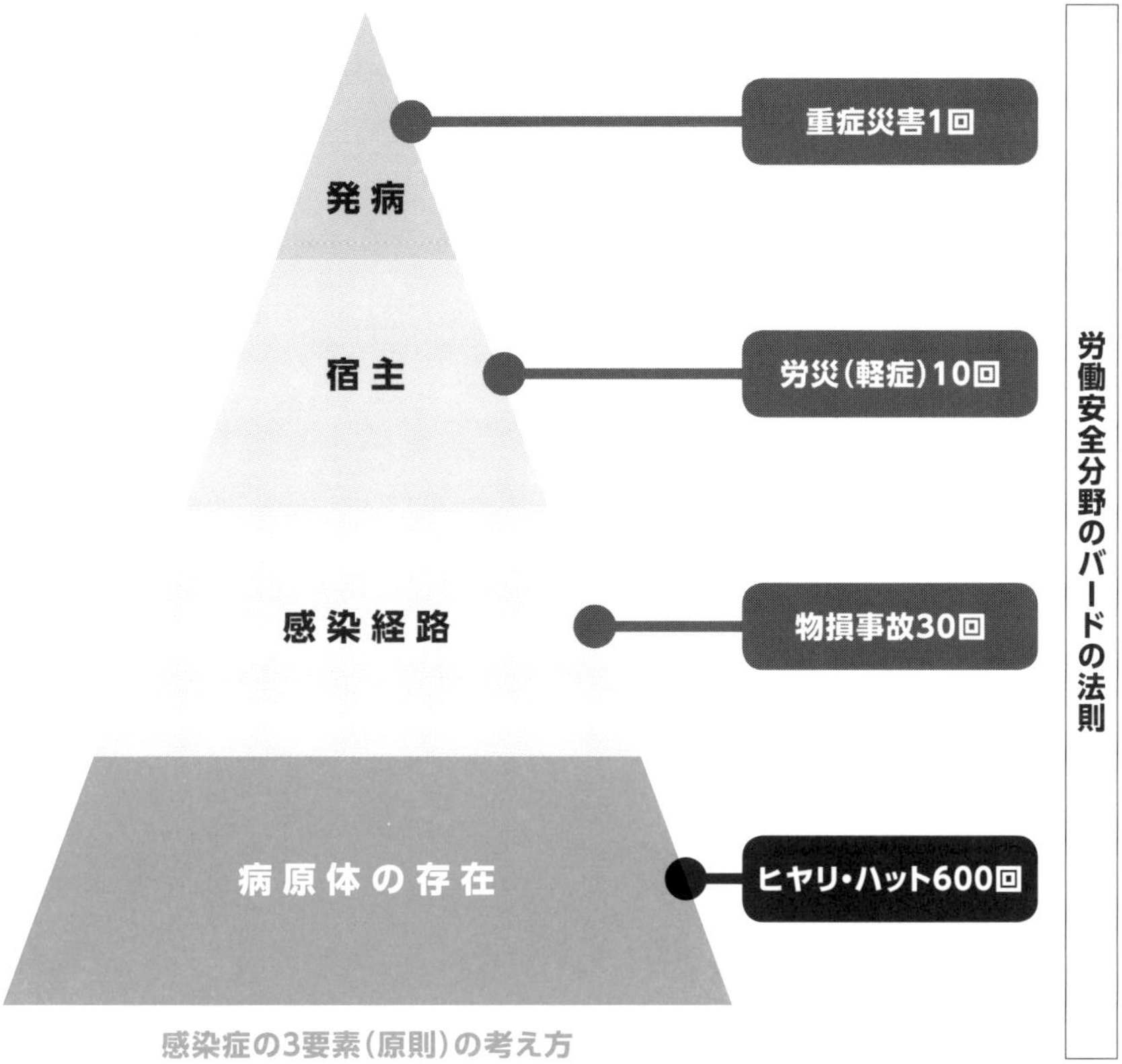

クが可能でない限り、現実的ではありません。

労働安全管理の分野には参考にできる、職場での労災事故を防ぐバードの法則という考え方があります。

これは重大な死傷事故の裏には、軽症の事故が10回あり、その前に物損件数が30回あり、背景に600回ものヒヤリとした、ハッとしたという危ない状況があるとする法則です。対策は重大災害に注目するのではなく、ヒヤリハットや物損を少なくすることに力を入れるという考え方です。

これを感染症の3要素にあてはめてみると、病原体との接触を減らすように、**不要不急の外出を控え、感染経路を遮断するよう手を洗い、自身の体調を整える**ことで、このバードの法則のように、最後の重大災害にあたる発病の機会を減らすことができる、と捉えるとよいと思います。

Q.13

職場の上司が不要不急の外出を控えるなんて馬鹿馬鹿しいと言うのですが？

A.

感染経路が追えない市中感染の事例が多数報告されています。**流行のピークに向かい感染の機会が増える**ことを説明しましょう。

バブルといわれた1990年前後の頃に若かった昭和世代の人の中には、やせ我慢だったり、危険を恐れないことをよしとする考え方を持った人がいます。

また、人は同じ環境で育っても、身長、体重が一緒でないのと同じように、考え方や捉え方が多様です。

同じように新型コロナウイルス感染症に対して、不安を感じやすい人から、とても楽観的な人まで様々な反応に分かれます。

不要不急を控えることの意味は、感染症の3つの要素のうち、病原体を遠ざける方法のひとつです。よって個人で行うことができるよい対策のひとつに違いありません。

また、不要不急の外出とは、個人の生活では、外食したり、買い物に出かけたり、あるいは映画やカラオケといったものも含まれるでしょう。

これまで公立小中高校の休校の措置

人が集まる場所にはウイルスがいるかも？

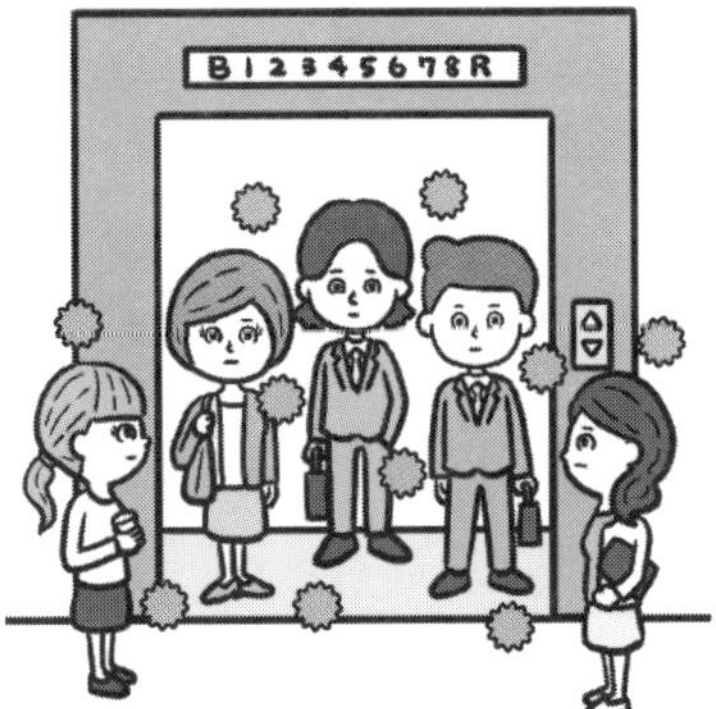

不特定多数の人が
集まるところ

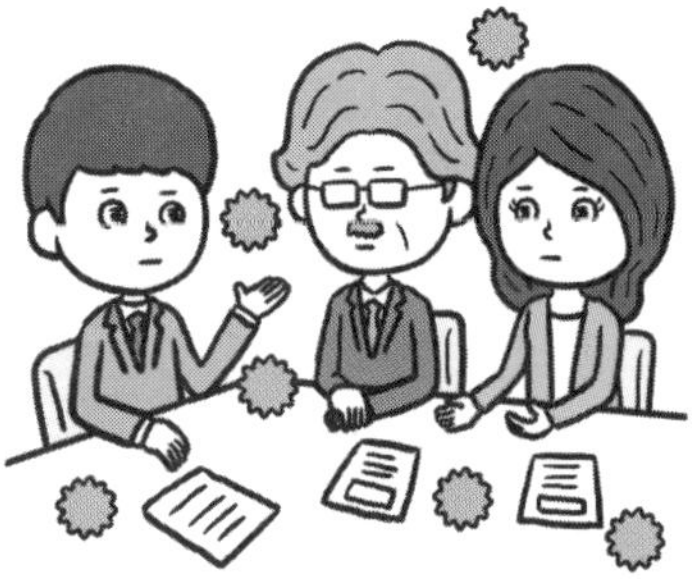

近距離で会話や
発声をする場面

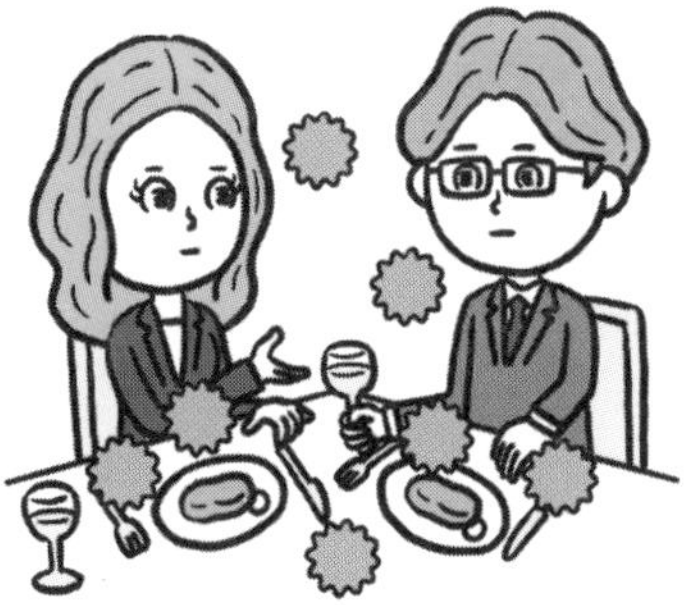

ブュッフェスタイルの会食など

も感染機会を減らすために行われました。また日本に限らず、急激な患者数の増加が見られたイタリア等でも同じ対応が行われました。欧米ではロックダウンも実施されました。

　平成、令和と時代は変わり、自宅で過ごす人が増えているといわれています。ですので、上司の言うことに惑わされず、仕事等でも外出する際には、本当に必要な用事かどうかを考えて行動するようにしましょう。

　多くの働く人は日頃、とても忙しく、自分の時間や生活を振り返る時間を持ちにくいかもしれません。ちょうどよい機会となりますから、毎日の健康につながる生活習慣を含めて、改めて見直す機会とされてはいかがでしょうか。

Q.14 手洗いは新型コロナに対して特別なやり方が必要ですか？

A.

肉眼で見えない**ウイルスを流し去るか、壊さなければなりません。**手の表面全体を丁寧に洗いうか、手指の消毒をしましょう。

手を洗うことはごく基本的な衛生習慣であり、物心がついたころや幼稚園、小学校で教えられた覚えがあるでしょう。

日本は衛生的な環境が確保され、洗面所やトイレ等の設備も海外に比べて恵まれていると思います。トイレに入れば、多くの人が手を洗っています。

けれども、医師として正直申し上げて、**ほとんどの人が、感染予防という意味では不適切だったり、不十分な手洗いしかできていません。**

新型コロナウイルスに限らず、感染症を引き起こす病原体は目に見えないということを思い浮かべて下さい。

そして、洗い流したり、消毒する場合には、**手の表面のどこかに、ウイルスが付着しているかもしれないことを念頭に、すべてを完全に洗い流すか、減菌する**ことを心がけましょう。

普通の石鹸でもウイルスの活性を弱める効果があり、洗い流すことでアル

正しい手洗いの方法

1
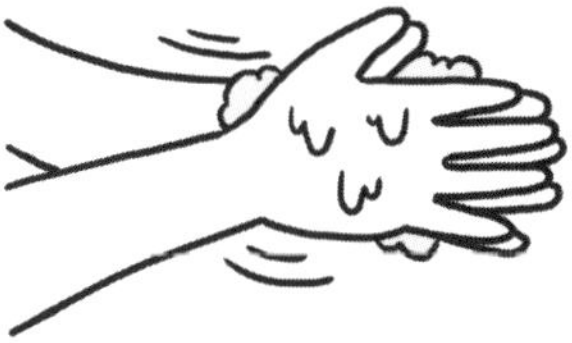
流水でよく手をぬらした後、石けんをつけ、手のひらをよくこする

2
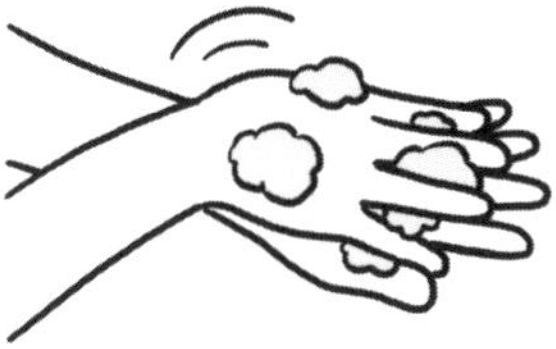
手の甲をのばすようにしてこする

3
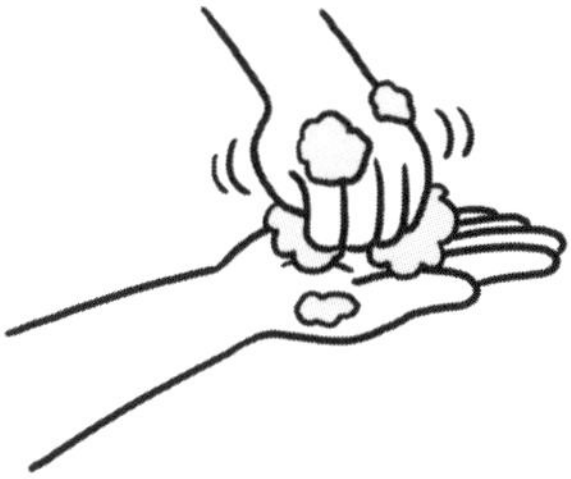
指先・爪の間を手のひらの上で念入りにこする

4
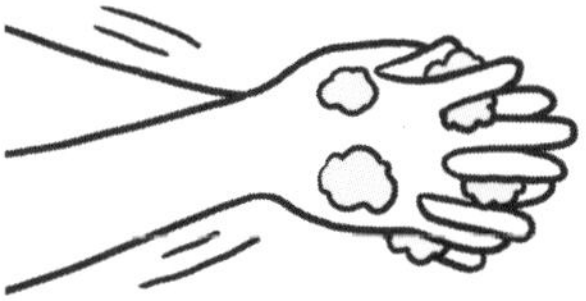
指の間を洗う

5
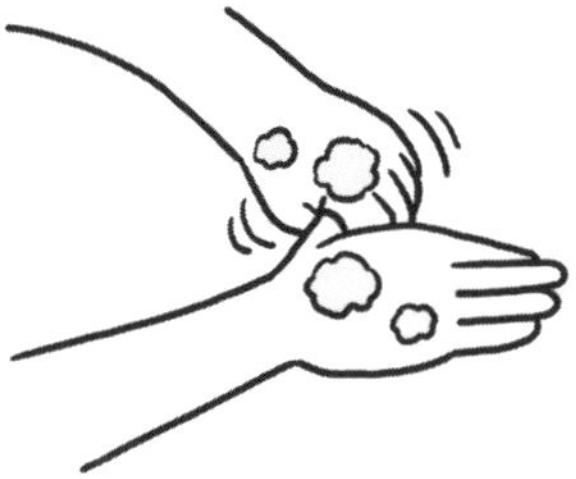
親指と手のひらをねじるようにして洗う

6
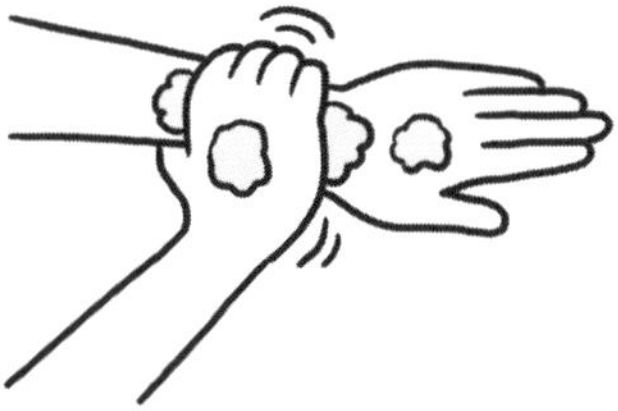
手首をねじるようにして洗う

コール消毒と同じような効果が得られると考えられています。

新型コロナウイルスは、その構造にエンベロープという殻にあたるものがありますが、これはアルコール系消毒剤（70％以上）で壊すことができます。

これを機会に手のケア、特に爪を切り、手入れをしておきましょう。

さらに、手洗いや消毒するタイミングも大切です。

新型コロナウイルスの流行が終息するまで、次のタイミングで手洗いあるいはアルコール系消毒剤を使用することを徹底してください。

- 飲食の前
- 帰宅後
- 出勤して入館・入室する際
- トイレの後
- 化粧する前（特に外出時）
- 喫煙する前
- その他、目、鼻や口を触る前

Q.15 マスクをすれば新型コロナウイルスを防ぐことができますか？

A.

マスクを装着しても完全には防御できません。**しないよりしたほうがよいというレベル**です。症状のある人がつけるべきです。

マスクを着用しなければならないのは、他人にうつす可能性のある症状が出ている人です。目の細かい不織布を使ったもので多少の効果があります。

重症化するリスクのある高齢者や持病のある方と会うときには装着したほうが適切な対応であると思います。

多くの人が不安から不必要と思われる場面でマスクをつけていると医師の立場では思います。例えば屋外を歩いている時には他の人と一定の距離が保たれていますから、飛沫を浴びる可能性は少ないと考えられます。

花粉と違ってウイルスはとても小さいので、完全に吸い込まないようにすることはできません。診療で特別なマスクをつける医師はマスクを絶対安心なツールと考えていません。大切なことは図のように正しく装着することです。その限界を知った上でTPOに合わせて使用を判断しましょう。

正しいマスクの装着法

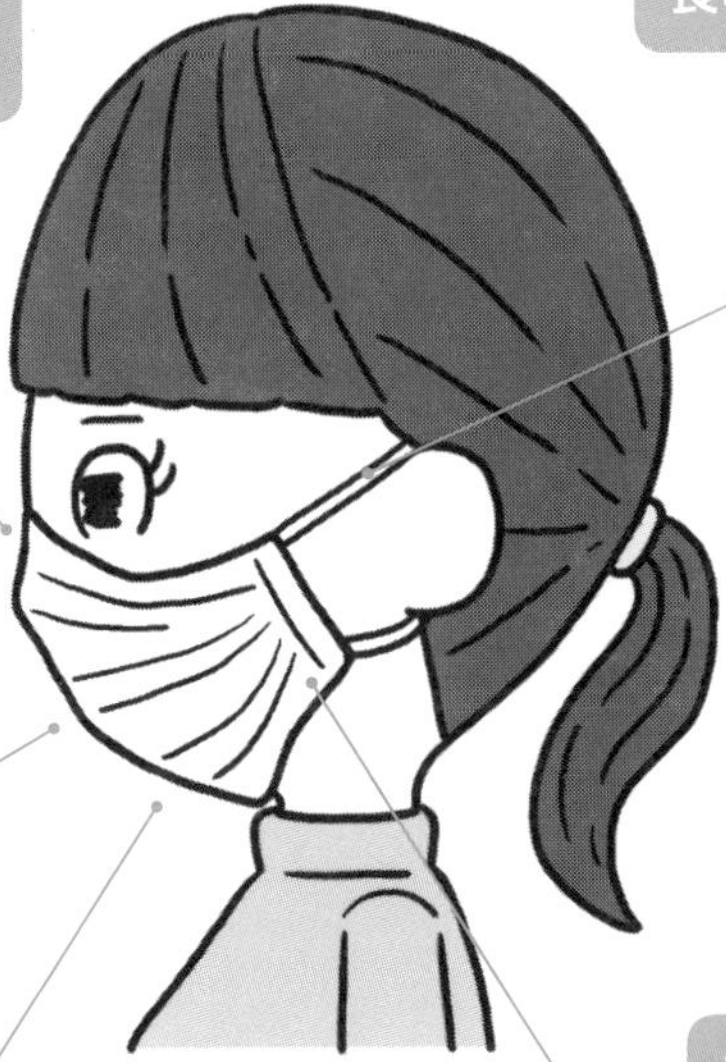
マスクの中のワイヤーを鼻の形に添うように折り曲げ、すき間ができないようにする
ゴムが長いときは、途中で縛るなどして長さを調整する
マスクはむやみに触らない。外したらすぐに捨てる
マスクを広げて、あごを包むようにする
顔にぴったりとフィットさせて、すき間を作らない

マスクを着用した方がよいのは次の場面です。

- 通勤におけるバスや電車の中
- 人ごみの中
- 具合が悪くなった人の世話
- 換気の悪い室内にいる時

そして、**使用したマスクは必ず使い捨てにしなければなりません。**もしもウイルスを浴びた場合にはマスクの表面にウイルスが付着しているからです。マスクの耳の部分だけを持って、さっと外してゴミ箱に入れ、その後、手洗いか消毒をしましょう。

不織布製のものであれば、特に種類は問いません。鼻のところのワイヤーを変形させ、鼻の横の隙間をできるだけ小さくしましょう。自分の顔にあった大きさのものを選ぶことが大切です。

Q.16 マスクを使う際の注意点はありますか？

A.

マスクの外側はウイルスに汚染しているかもしれない、と想像しながら正しい位置を保ち、**マスクを触らないことも大切**です。

マスクを装着すると、息苦しさから、鼻を出すなどのいい加減なつけ方になり、外したくなるものです。しかし、息苦しいからといって鼻が出たままだったり、あごのところに下ろしていては飛沫を防ぐことはできません。

マスクに覆われていないあごのところにマスクの内側がついて、それを元の位置に戻すと、鼻や口にウイルスをつけてしまう結果となります。

厳密に言えば、外出の際に装着したマスクの外側はウイルスが付着している、つまり汚染している可能性があると考えなければなりません。

メガネをしている人がマスクをするとメガネが曇ることがあります。この場合にはマスクのフィルターを介さずにウイルスを鼻の横から吸い込んでしまう可能性があります。マスクの鼻の部分にあるワイヤーを変型させ、マスクを鼻筋にできるだけ添わせてすき間

マスクの間違った使い方

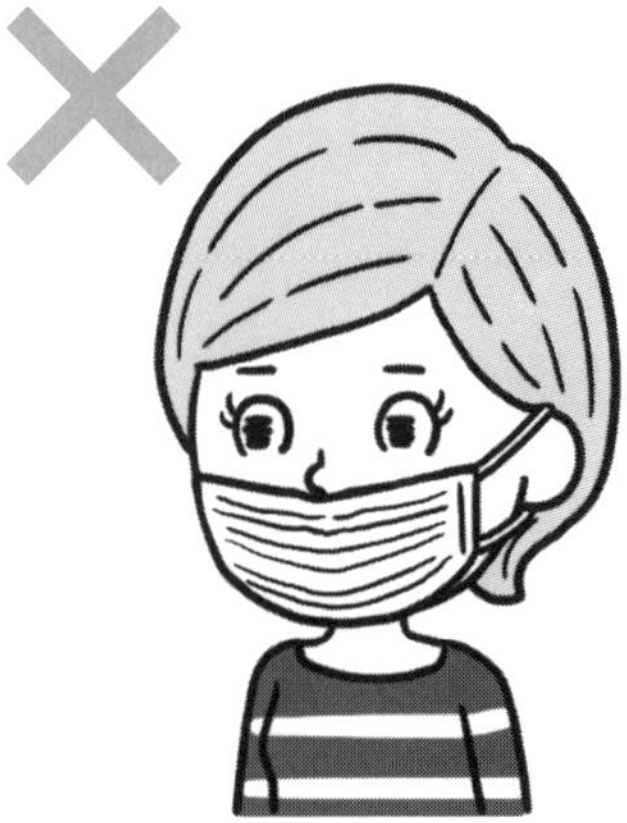

鼻が出ている

鼻までしっかりと覆わないと、鼻からウイルスを吸い込んでしまいます。

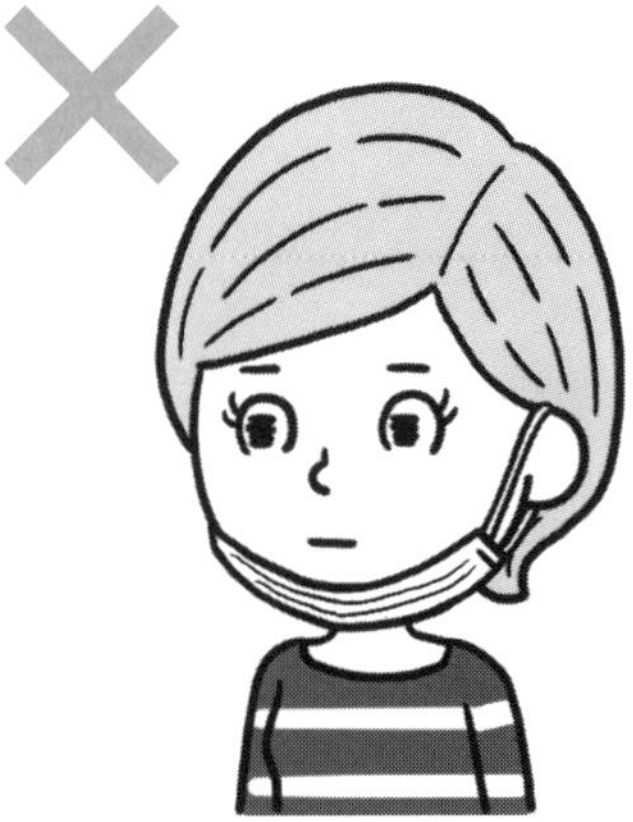

あごに下ろす

あごの部分に付着したウイルスがマスクの内側についてしまいます。

マスクを触る、動かす

マスクの表面についたウイルスに触れることになります。

をなくすようにしましょう。

マスクは大きな飛沫は防ぐことができますが、小さなウイルスと比べると目が粗いのです。マスクにはそうした限界があることを意識しながら、着用して下さい。

万が一、家族や同僚等が新型コロナを疑う症状があるときには、曝露《ばくろ》（ウイルスを含む飛沫を浴びる）の可能性が高いので、マスクをつけて対応したほうがよいといえます。

さらに、人は日頃意識せずに、顔をたくさん触っています。目や鼻がかゆい時、あるいはパソコンを使う時に口に手指を持っていく人もいます。

これらは全て接触感染の原因になりますが、**マスクをつけていれば、口や鼻を触ることを避けることができます。**

マスクをつけることで、顔を触っていることに気づくことができ、接触感染の可能性を小さくできるメリットがあるといえます。

Q.17

空気清浄機は新型コロナの感染予防に効果がありますか?

A.

花粉等には効果がありますが、**室内で感染を起こさないほど有効だと言えません。**換気で空気の入れ換えを心がけましょう。

イ

インフルエンザウイルスの除去に役立つと謳った空気清浄機が販売されています。

屋内で浮遊している物質には、ゴミやほこり、アレルギーを起こす花粉などがあります。そのほか、目に見えないカビの類や雑菌も、浮遊しています。

それらを除去して、そこに暮らす人のアレルギー症状が軽くなったり、室内の空気環境がよくなるのは悪いことではありません。

空気清浄機の効果を感染症の3要素に当てはめてみると、病原体へのアプローチとして、浮遊しているウイルスを少し除去したり、活性のある時間を短くできるかもしれません。

しかし、咳やくしゃみで出るしぶきに含まれるウイルスによって感染する飛沫感染や、ウイルスを手指で触ってしまい口から感染する接触感染は、空気清浄機では防ぐことができません。くしゃみをして飛散するしぶきに含

ウイルス除去には換気が有効

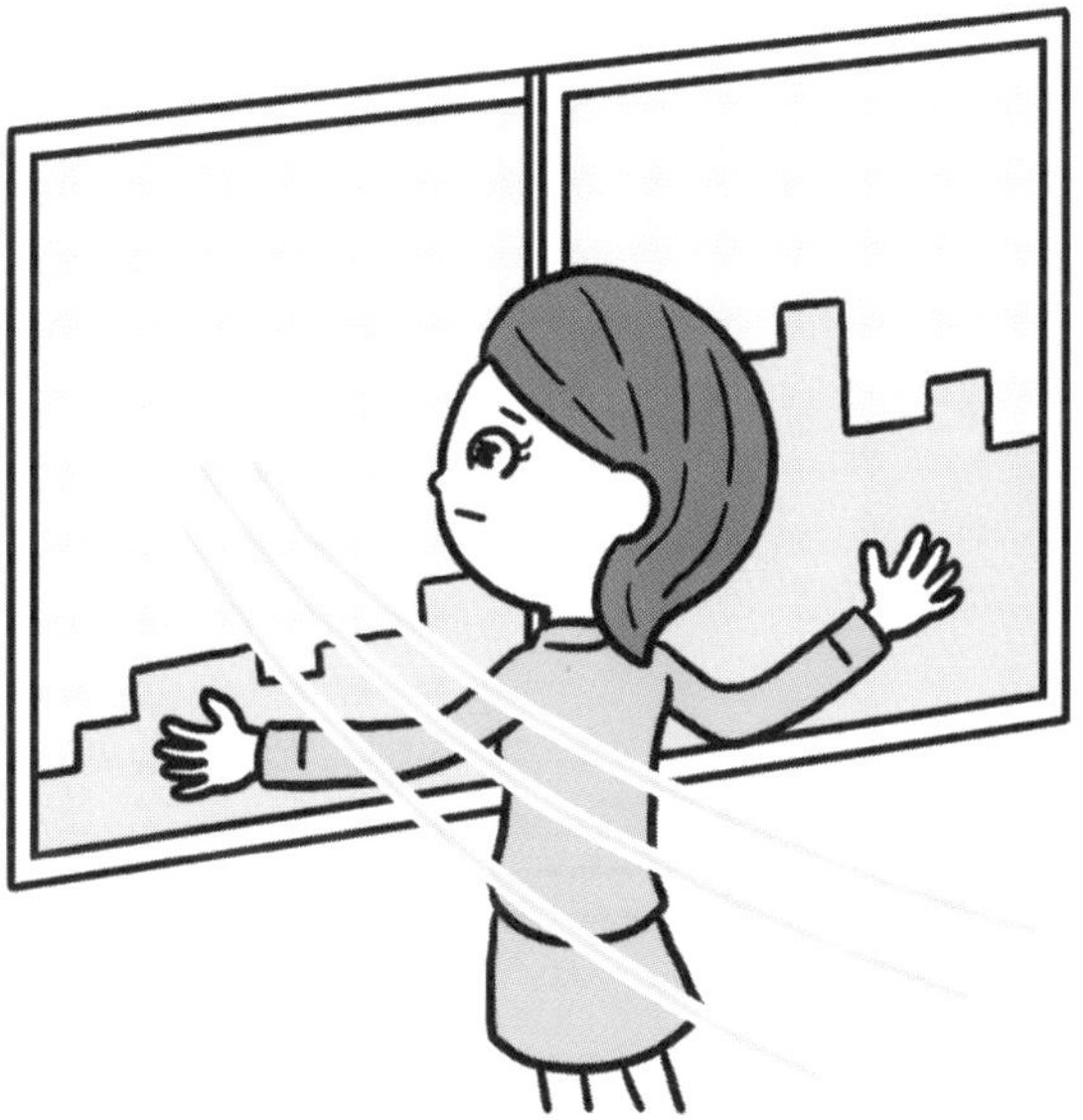

できれば日中は1～2時間ごとに1回、窓やドアを開けるなどして換気を行い、部屋の空気を新鮮に保ちましょう。

まれる多数のウイルスを一瞬にして滅菌してしまうことは不可能だからです。それよりも**換気をして、空気をこまめに入れ換えること**を習慣にしましょう。

空気中にウイルスが漂いながら感染が広がる空気感染は、新型コロナウイルスは起こさないと考えられています。けれども**換気の悪い空間では、漂う飛沫が室内に溜まり、その中にいる人が感染する可能性があります。1～2時間ごとに1回程度の換気を心がけるとよいでしょう。**

なお、スギやヒノキなどの花粉症がある場合には症状を悪化させないように、空気清浄機を併用したり、花粉を防ぐために室内でもマスクを着用するようにしましょう。

Q.18

うがいや鼻うがいは感染予防のために有効ですか？

A.

うがいはよい衛生習慣とされてきましたが、ＷＨＯ（世界保健機関）は効果がないと明示しています。過信してはいけません。

うがいは、手洗いと同様に、物心ついたころから親御さんや保育園、小学校の先生から教えられ、風邪の予防のために実践してきた方もいるかもしれません。

日本の研究者の中にはうがいの効果を否定しない、あるいは効果的であると強調している専門家もいます。また、のどの乾燥があるとかえってかかりやすくなるので、のどを潤すうがいはよい習慣だ、という意見もあります。

けれども、世界的には、あまりうがいが奨励されている国はないようです。

例えば、ＷＨＯは２０２０年２月の段階で、「迷信を打ち破れ」とうたったウェブページで〝うがい薬を使っても感染を防ぐことができるという根拠はない〟という啓発を行っています。

また感染予防の観点で考えると、自宅なり職場なりでうがいをする際、洗面所が清潔で、新型コロナウイルスが付着していないかを確認できない場合、

うがいは必ずしも効果的ではない

**“うがい薬でうがいをすれば、
新型コロナウイルスを防ぐことはできますか?”**

**“いいえ、うがい薬を使って新型コロナウイルスの
感染を防ぐという根拠はありません。”**

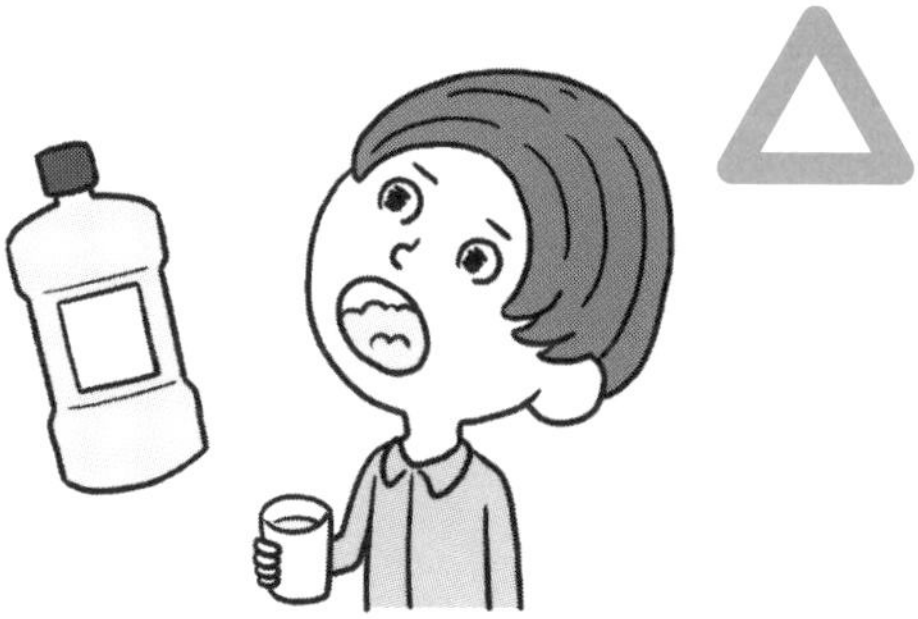

出典：WHO 世界保健機関　ウェブページ　Myth Busters
https://www.who.int/emergencies/diseases/novel-coronavirus-2019/advice-for-public/myth-busters

接触感染を起こす可能性が完全には否定できません。

安全が確認された洗面所ではうがいを心がけることは悪いことではありません。ただし、手洗いや手指の消毒ほどには効果があるわけでない、ということも心に留めておきましょう。

なお、歯磨き習慣が働く人に浸透し、昼食後などにトイレで歯磨きをする人が増えています。

歯科・口腔保健は高年齢化する働く人にとって、生活習慣病のためにも重要なことです。

しかし、流行が終息するまでは、職場で歯磨きを行う際にも接触感染を起こさないよう、気をつけましょう。

Q.19 通勤で満員電車やバスに乗るときにできる工夫はありますか？

A.

無理のない範囲で早めに出勤するなどして混み合う時間を避け、**車内では距離を保つことができる場所を確保**しましょう。

公立の小中高校の休校の措置が2020年2月末に発表された際に、特に首都圏で大量の通勤客が乗る満員電車の方が問題だとの批判的な意見が取り上げられました。

2017年から政府や厚生労働省が推進する働き方改革では、テレワークや時差出勤などの柔軟な働き方が推奨されています。しかし、なかなか、そうした働き方が許されない人もいます。

無理のない範囲で**早めに家を出て混雑する時間を避けたり、歩くことで混雑する空間を避ける**ことができます。

通勤で満員電車やバスに乗る時には、完全ではなくとも、図のような工夫が可能です。

電車でも換気を行うなど努力している鉄道会社もあります。恐れ過ぎず、落ち着いて、できる対策を行いましょう。

電車やバスに乗る時の注意点

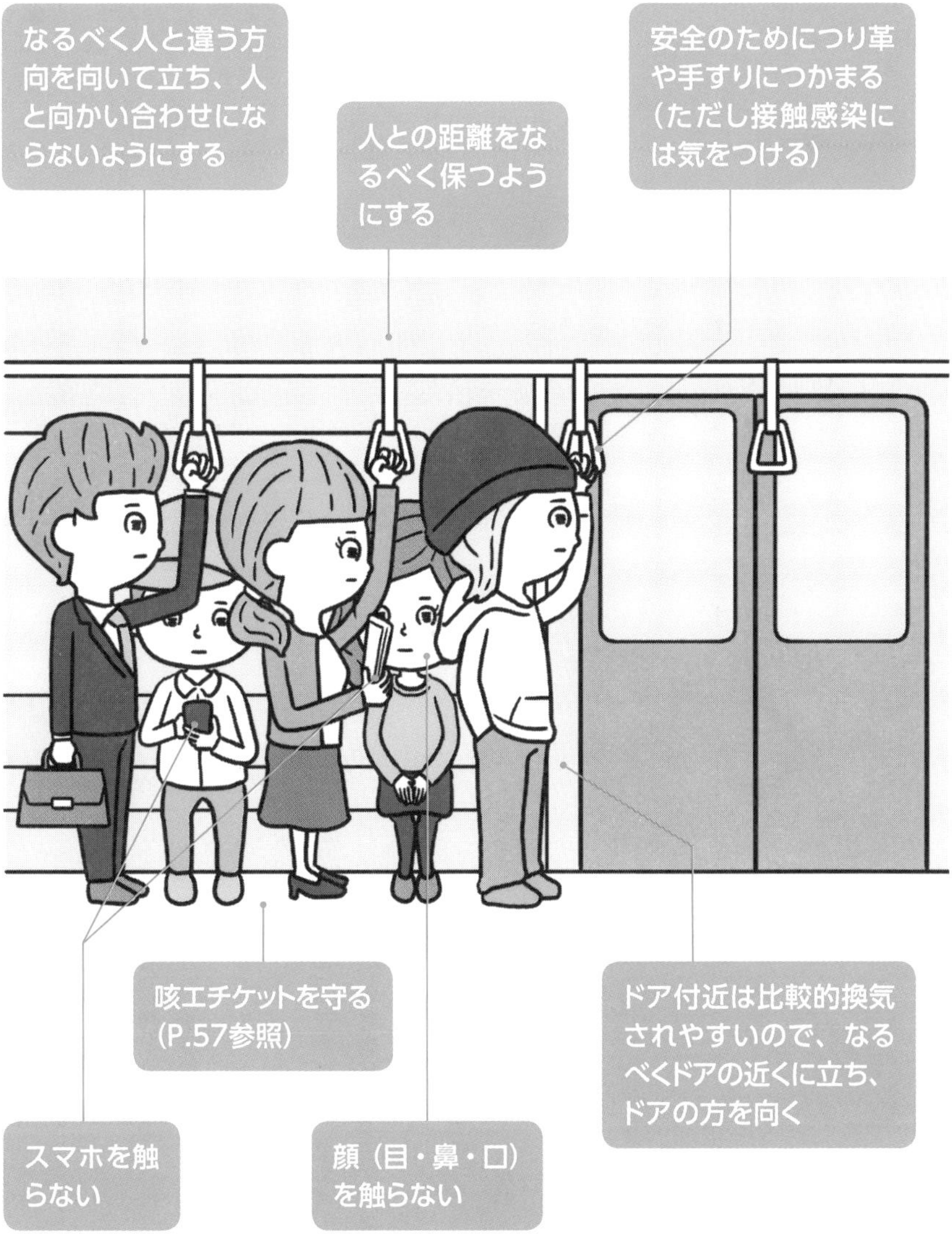
なるべく人と違う方向を向いて立ち、人と向かい合わせにならないようにする
人との距離をなるべく保つようにする
安全のためにつり革や手すりにつかまる（ただし接触感染には気をつける）
咳エチケットを守る（P.57参照）
ドア付近は比較的換気されやすいので、なるべくドアの近くに立ち、ドアの方を向く
スマホを触らない
顔（目・鼻・口）を触らない

Q.20 外出するときの注意点を教えてください

A.

飛沫感染を防ぐために**2メートル以上の距離を保ち**、目や口、顔を触らないように注意し、スマホの扱いにも気をつけましょう。

流行が心配な時期、歩く人がたくさんマスクをつけているだけで、不安を感じることもあるでしょう。

お互いが疑心暗鬼になり、無意識にむせただけで睨まれたりして、嫌な気持ちになることもあるでしょう。

外出した際には、**屋外ですから、自然に換気されているので、過度に怖がることはありません。**

感染症の3つの要素である感染経路を念頭に、図のように距離を保つことや、ペットボドルの飲み口にも注意を向けるとよいでしょう。

一方で、歩行中にスマートフォンを使う「歩きスマホ」が安全上の問題とされています。それ以外にスマートフォンの表面はウイルスが付着している可能性があります。ですから、外出中にスマートフォンを触った手で顔を触らないことや、きちんと手洗いをするよう、注意しましょう。

外出する際の注意点

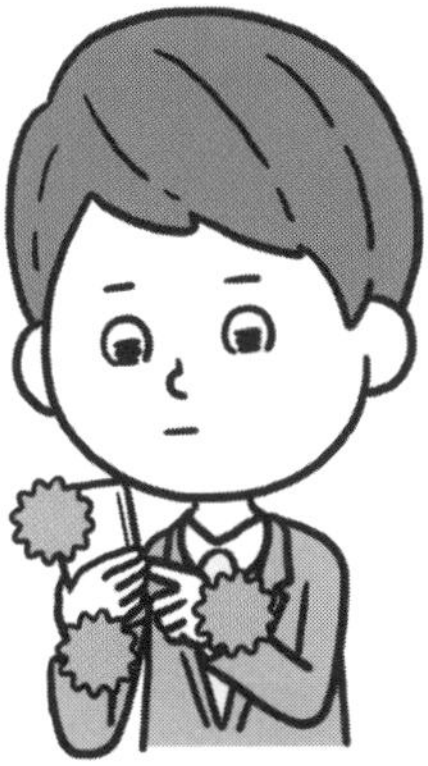

スマホを触らない

スマホの表面にウイルスが付着している可能性があるので、スマホを触った手で目や鼻・口を触らないようにしましょう。

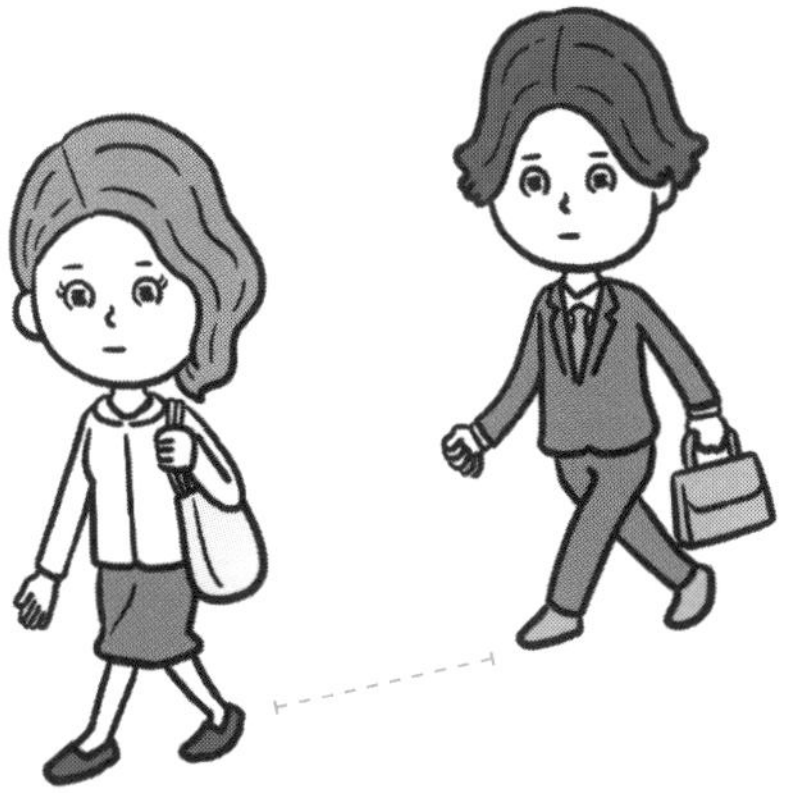

人との距離を保つ

人と一緒に歩くときや、人が行き交う場所では、なるべく2メートル以上の距離を保つようにしましょう。

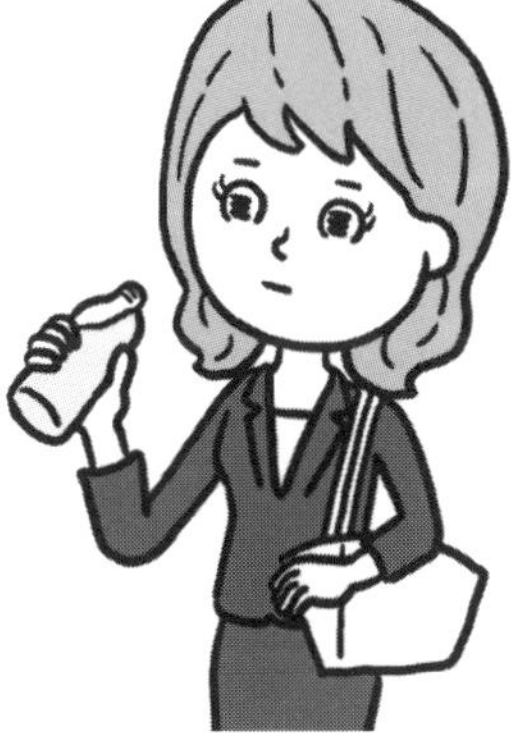

口にするものに気をつける

人が行き交う混雑する場所での食事は避け、ペットボトルの飲み口は触らないようにしましょう。

Q.21 タクシーに乗るときの注意点を教えてください

A.

タクシーに乗ること自体にそれほど危険があるとは考えにくいです。飛沫感染と接触感染の両方に注意しながら利用しましょう。

タクシーの運転手さんはたくさんの乗客と接するので、新型コロナウイルス感染症だけを考えるとリスクに曝《さら》される可能性も確かにあります。

ただ、数名のタクシー運転手の感染例が公表されたために、タクシーがとても危険な乗り物であるかのようなイメージが強調されてしまった感があります。

乗客として乗車する際には、図に示したような点を注意すれば、運転手さんが症状を隠して運転したり、座席やドアの消毒を怠っていない限り、特別な不都合はないものと考えます。

乗車したら、ひとこと断って、**後部座席の窓を開けて、換気しましょう。**なお、乗車中には他の場面と同じように接触感染に対する注意を保つようにしましょう。

タクシーを利用する際の注意点

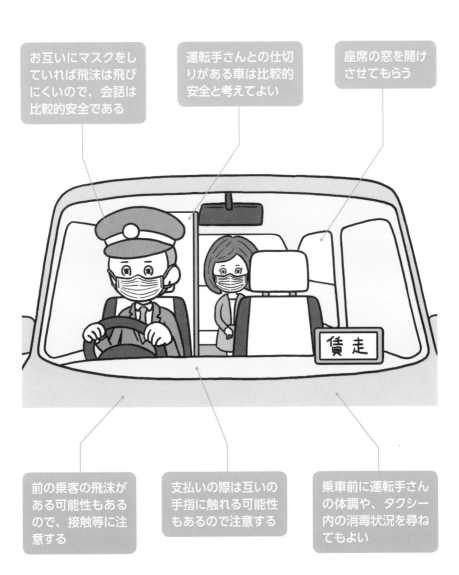

お互いにマスクをしていれば飛沫は飛びにくいので、会話は比較的安全である

運転手さんとの仕切りがある車は比較的安全と考えてよい

座席の窓を開けさせてもらう

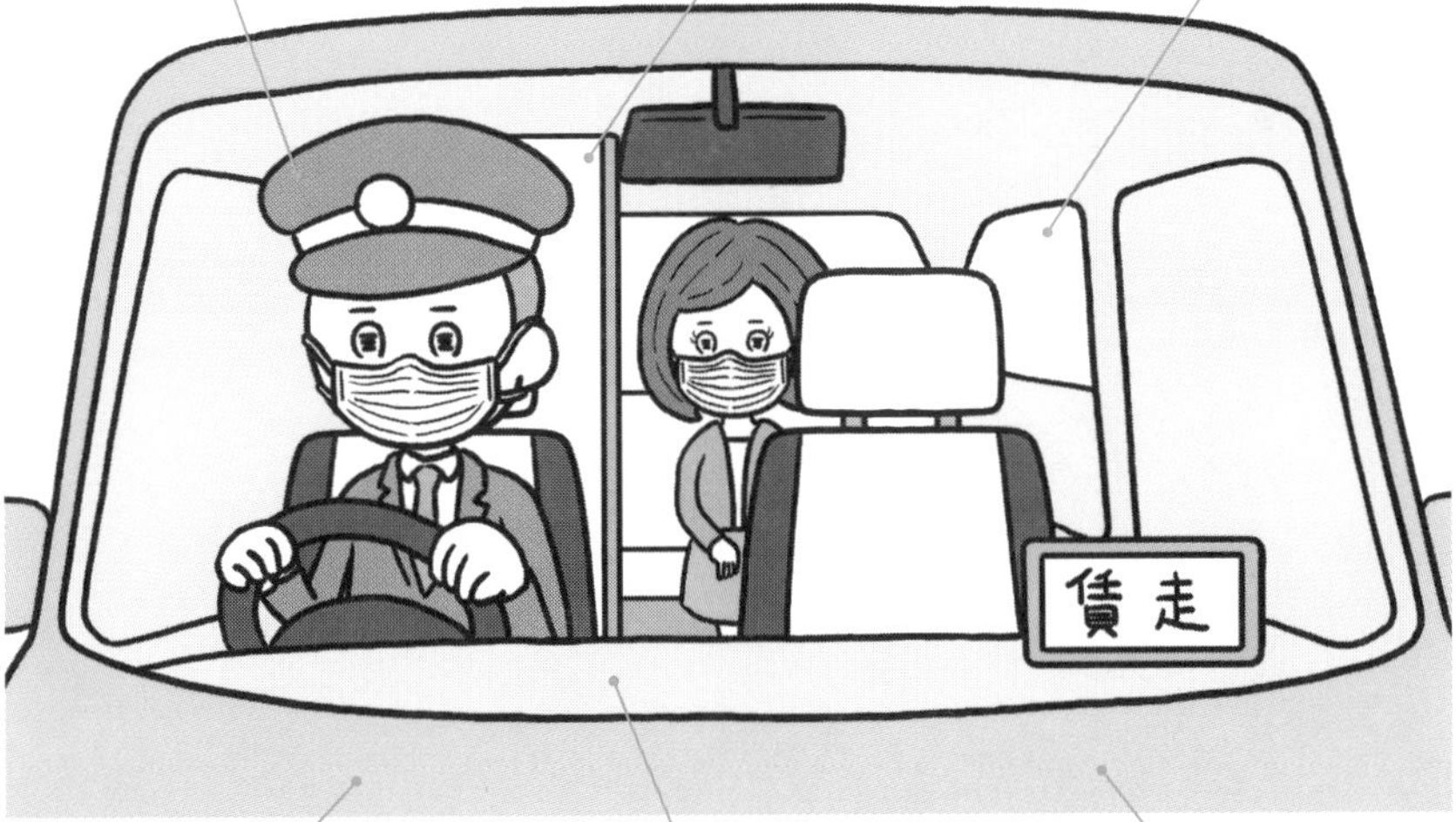

前の乗客の飛沫がある可能性もあるので、接触等に注意する

支払いの際は互いの手指に触れる可能性もあるので注意する

乗車前に運転手さんの体調や、タクシー内の消毒状況を尋ねてもよい

Q.22 花粉症でよくくしゃみや鼻水が出ます。気をつけることはありますか？

A.

目をこすったり、鼻をかんだり触ったりする際に、**手指が清潔であるよう保ちましょう。**また、咳エチケットを心がけてください。

2009年に新型インフルエンザが流行した頃にも、この「咳エチケット」というマナーが強調されました。

その意図するところは**自身が万が一、感染している場合に、他の人にはうつさない**、ということです。

くしゃみをする時には自分の手で鼻と口を覆うかもしれませんが、それでは手指が汚れて、他の人への接触感染を起こしてしまいます。

それを避けるために、ティッシュペーパーや、それもなければ、自身の肘や袖口で鼻と口を覆うようにします。

そうすると、万が一、肘や袖口にウイルスが付着しても、他の人にはうつさずにすむわけです。

咳エチケットには、自分がかかってしまえば他の人はどうでもよいという利己的な考え方とは正反対の、**お互いの助け合いで感染症に対抗しよう**という良い意味合いが含まれています。

咳エチケットを守りましょう

3つの咳エチケット

マスクを着用する

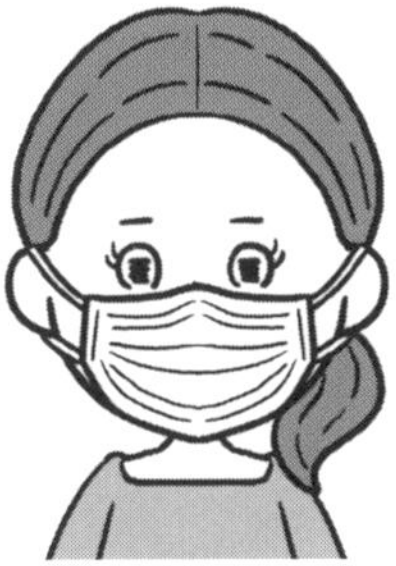

鼻からあごまでを覆い、すき間がないようにつける

マスクがないとき

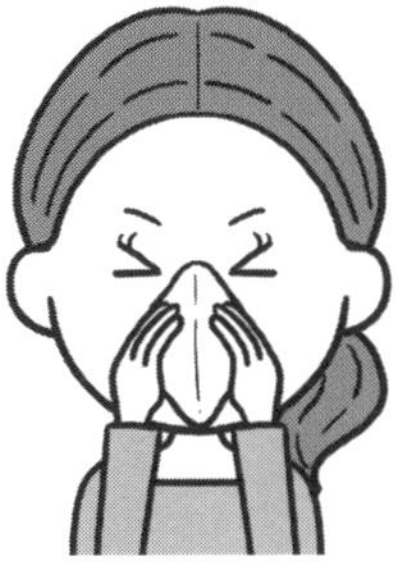

ティッシュやハンカチで鼻と口を覆う

とっさのとき

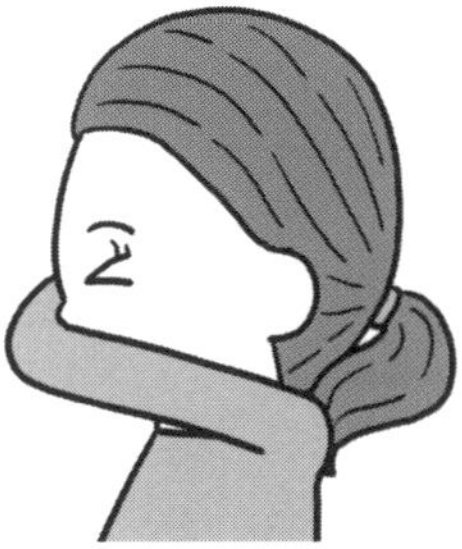

袖や上着の内側で鼻と口を覆う

ダメな例

咳やくしゃみを手でおさえる

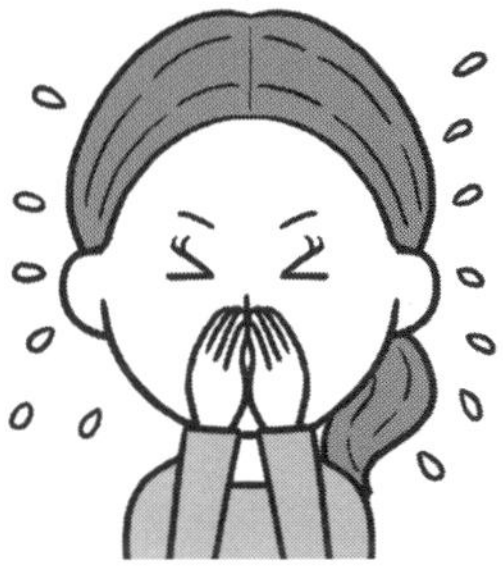

咳やくしゃみを手でおさえると、その手にウイルスが付着し、接触感染を起こす可能性がある

何もせずに咳やくしゃみをする

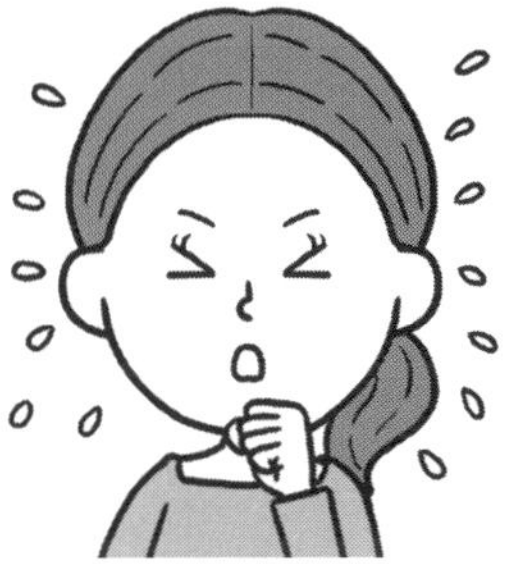

何もせずに咳やくしゃみをすると、しぶきが2mほど飛び、飛沫感染を起こす可能性がある

Q.23

サプリメントに予防効果があるかもしれないと聞きましたが、本当ですか？

A.

特定のビタミンやミネラルを摂るだけで感染が防止できるという根拠はなく、その他にも**間違った情報には注意**してください。

特

効薬があれば病気が治る、助かる、というのが何時の世も人間が望むことのようです。けれども、サプリメントだけでなく、予防薬として、**特定の薬剤を服用することで、新型コロナの予防に成功したという科学的な研究や根拠はこれまでのところありません。**

これ以外にも、様々なデマが新型コロナに関しても流布されているようです。

WHO（世界保健機関）によって、うその情報に対する注意喚起が出されているので、サプリメント等以外にも注意すべき点として、確認して下さい。

なお、高齢になると重症化しやすいですが、若い世代の人がかからないわけではありません。

年齢が若いとかからないかのような誤解もありがちですので、注意するようにしてください。

惑わされてはいけない、 誤った情報の数々

WHO（世界保健機構）はウェブサイトで、新型コロナウイルスについての根拠のない情報やデマに惑わされないよう注意を呼びかけている。WHOが「予防に有効ではない」「こわがる必要のない」ものとして、以下のものをあげている。

WHOによる「迷信を打ち破れ」より

● ウイルスを無くしたり、予防には有効といえないこと

- 全身にアルコール消毒剤を浴びること
- 紫外線ランプに手指を向けること
- ハンドドライヤーで手を乾燥させること
- 肺炎球菌ワクチンを打つこと（一部の二次性肺炎には有効）
- 何かの予防薬や抗生物質を飲むこと

● こわがる必要のないこと

- 犬、猫等のペットが感染を広げる
- 暑い時期に蚊が媒介する
- 中国製の製品を触る

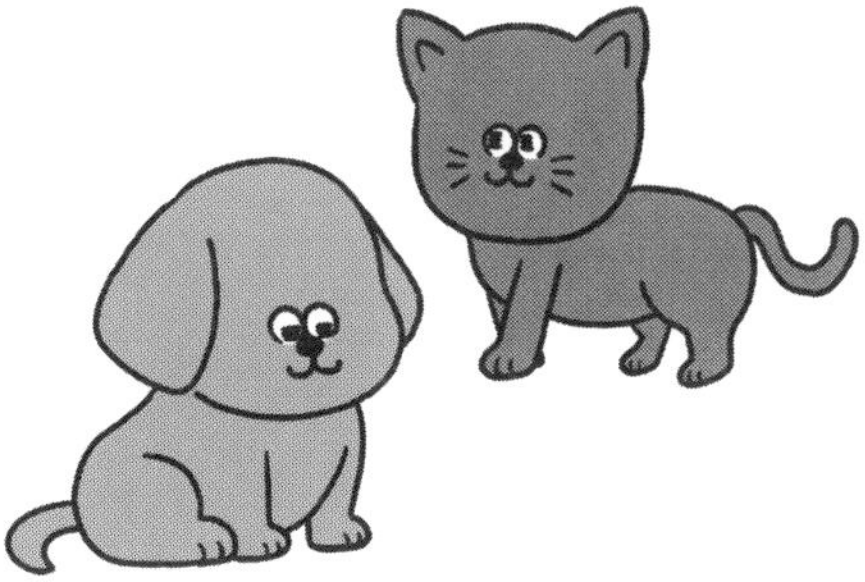

参照：WHO 世界保健機関　ウェブページ Myth Busters
https://www.who.int/emergencies/diseases/novel-coronavirus-2019/advice-for-public/myth-busters

Q.24 自宅待機の要請が出たときのために、何をしておけばよいでしょうか？

A.

2週間程度、外出をしなくてもいいよう、**水、食料、日用品、常備薬を準備**しておきましょう。

日本では、地震や台風などの災害が多いこともあって、しばしば物資が滞り、日用品が不足することがあります。

新型コロナの流行でマスク、アルコール系消毒剤、トイレットペーパー、ティッシュペーパー等が不足し、店頭にない事態が報道されてきました。

あらゆる事態に備えて、**1〜2週間の間、自宅で耐えられる量の水、食料や日用品を備蓄しておく**ことは、新型コロナへの対策としても有効です。

図に例を示しましたが、日頃の暮らしを振り返ってみれば、何が必要かを考えることは難しくないと思います。

なお、マスクやアルコール系消毒剤は、充足状況に応じて適宜購入し、ある程度の量を確保しておきましょう。

なお、**流行の時期に物品を求めて行列を作ると、濃厚接触のような状況になりえます**ので、注意してください。

自宅待機に備える備品の例

備蓄すべきもの	具体例
食料品 (長期保存可能なもの)	米、乾めん類（そば、そうめん、ラーメン、うどん、パスタ等)、切り餅、コーンフレーク類、シリアル類、乾パン、各種調味料、レトルト食品、フリーズドライ食品、冷凍食品（家庭での保存温度、停電に注意)、インスタントラーメン、即席麺、缶詰、菓子類、ミネラルウォ―ター、ペットボトルや缶入りの飲料、育児用調整粉乳 (上記から必要なものを選択)
日用品	トイレットペーパー、ティッシュペーパー、保湿テッシュ(アルコールを含むものと含まないもの)、洗剤（衣類・食器用)、石けん、シャンプー・リンス、紙おむつ、生理用品、ごみ用ビニール袋、ビニール袋（汚染されたごみの密閉等に利用)、カセットコンロ、ボンベ、懐中電灯、乾電池、ペットのエサ等 (上記から必要なものを選択)
医療品	マスク（不織布製マスク)、体温計、ゴム手袋（破れにくいもの)、水枕・氷枕（頭やわき下の冷却用)、漂白剤（次亜塩素酸に消毒効果がある)、アルコール系消毒剤（アルコールが60～80%程度含まれている消毒薬)、常備薬（胃腸薬、痛み止め、その他持病の薬)、絆創膏、ガーゼ、コットン (上記から必要なものを選択)

出典：厚生労働省ホームページ「個人、家庭及び地域における新型インフルエンザ対策ガイドライン」をもとに作成

Q.25 発熱して咳が出る場合はどうすればよいのでしょうか?

A.

落ち着いて**自宅に待機し、職場に連絡**をしましょう。息苦しさや胸の痛みがあれば、かかりつけ医に電話で相談しましょう。

もしも発熱等を感じると、新型コロナウイルスにかかったかもしれないと心配になるかもしれませんが、冷静に考えてみると、季節性のインフルエンザかもしれないし、単なる風邪かもしれません。あるいは元々の持病があって、その影響が出ているのかもしれません。

図に示したように、いくつかの可能性がありますから、まずは安静を保ち、静養しましょう。

新型コロナウイルス感染症の症状には発熱、咳、全身倦怠感、胸の痛み、息苦しさ、稀に腹痛下痢等があります。

しかし、**発熱したからといって、パニックになる必要はありません。**

まずは自宅待機を前提に職場や関係先に連絡を入れて、静養するようにしましょう。

経過を見て、必要な場合には厚生労働省によるガイドに従い、行動しましょう。

発熱の場合に考えられる問題と対応の流れ

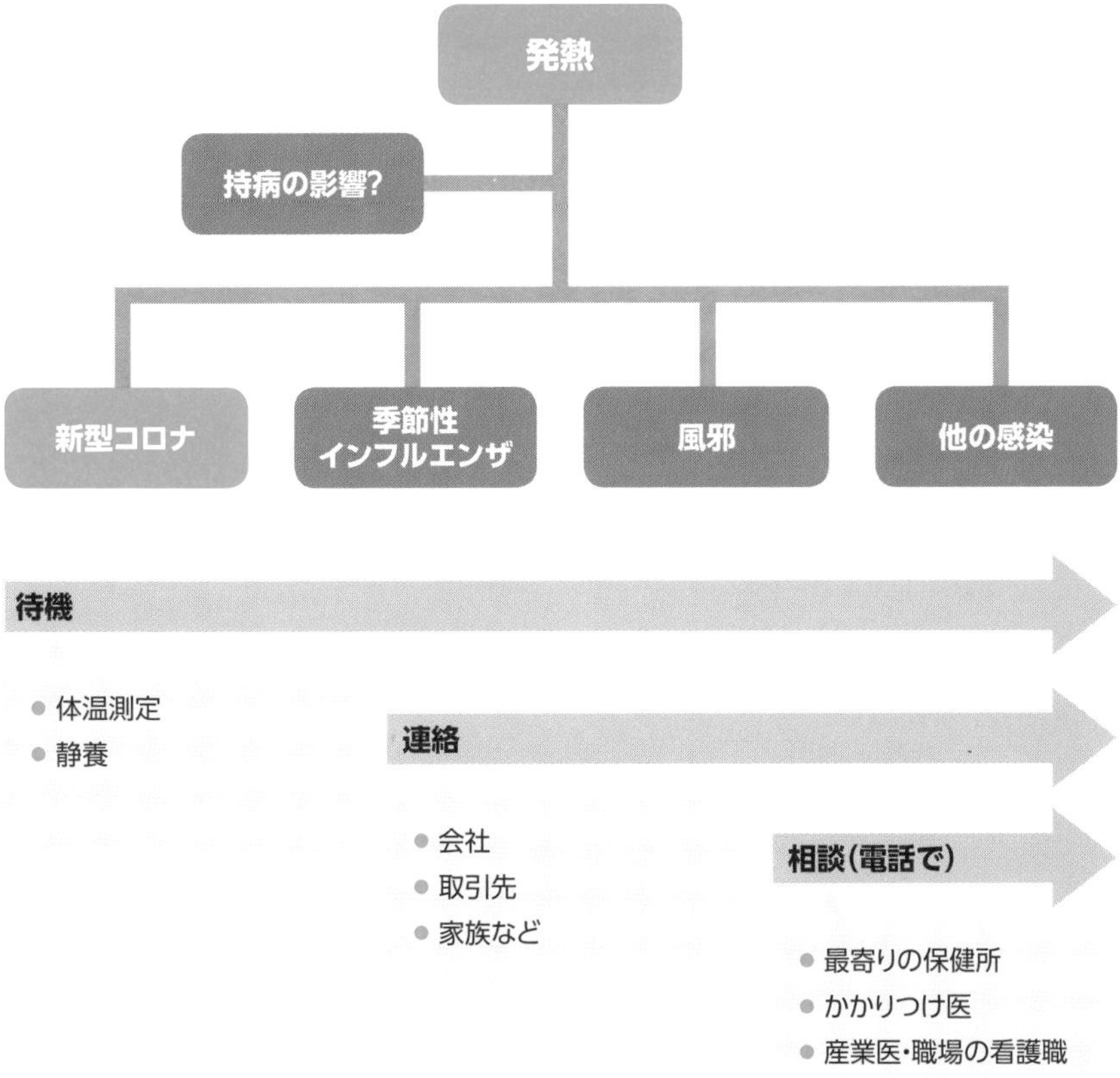

厚生労働省によるガイド(2020年3月7日時点;一部改変)

帰国者・接触者相談センターへの相談の目安

- 風邪症状や37.5℃以上の発熱が4日以上、続いている(解熱剤を飲み続けなければならない時を含む)
- 強いだるさ(倦怠感)や息苦しさ(呼吸困難)がある
- 高齢者や基礎疾患(持病)等がある場合は上の状態が2日程度続く場合

- 相談の結果、新型コロナウイルス感染の疑いがあれば、専門の帰国者・接触者外来等への紹介を受ける
- 受診の際には、マスク着用や咳エチケットに気をつける
- 公共の交通機関を利用しないで受診するようにする

Q.26 同居家族が発熱し、咳をしている場合はどうすればよいですか？

A.

症状のある家族のケアを行いながら、**自分や他の方への感染を防ぎ**、換気を心がけ、居室や食器を分けるなどしましょう。

家族が不調を訴え、そのために出社できないことは新型コロナウイルス感染症以外でもありえることです。

大切なことは発熱等している家族のケアを行いながら、**自分と他の家族に感染が広がらないように注意**することです。

発熱等した方へのケアでは、念のため、新型コロナウイルス感染症である可能性も考えておきます。安静を保ち、水分補給を手伝い、経過を見て、もしも呼吸困難や胸の痛み等が出たら、医療機関への受診を手伝います。

また、自身や他の家族が、飛沫感染によってかかることがないよう、換気を心がけ、症状のある方にマスクを着用してもらい、咳エチケットに気をつけてもらいましょう。

さらに、過ごすお部屋や食器を分けるなどして、接触感染を起こさないことにも注意を払いましょう。

家族が発熱等した場合の対応

● 家族のケアをする人
- 部屋の換気をする
- マスクを着用する
- 手洗いを行う
- 目からの感染予防のためにメガネやゴーグルを使用する

● 発熱等した人
- マスクを着用する
- 咳エチケットを心がける
- 安静を保つ

● 家庭内でゾーンを分ける

寝室
- 発熱した人は専用のスペースにとどまる
- こまめに換気をする
- ゴミは密閉して捨てる

トイレ 洗面所 風呂
- 使う順番を工夫し、消毒をする
- ペーパータオルを使用する

洗濯
- 洗剤の使用
- 高温乾燥

ダイニング
- 発熱した人を入室させない
- 食器を分ける
- 取っ手、ドアノブ等を消毒する

居間
- 発熱した人と家族が接触しないようにする
- こまめに換気をする

Q.27 持病があると重症化すると聞きました。どうすればよいのでしょうか？

A.

糖尿病や肝障害、がんで治療中や妊娠中の方は主治医と相談して、**症状が出た場合の対応をあらかじめ相談**しておきましょう。

持病があるのであれば、主治医やかかりつけ医の先生がおられることと思います。

まず、そうした医師にサポートしてもらいながら、現在治療中の病気を安定させることを考えましょう。

そして、もし新型コロナの流行している時期に発熱したり、肺炎等になった場合のことを考えて、早いうちに相談しておきましょう。

例として、糖尿病を持つ人が増えていますが、インスリン治療を受けている場合には、体調が悪いと、血糖が下がりすぎて危険なことがあります。

そのような時にはインスリンの量を調整する必要があります。反対に糖尿病の方は感染症にかかると血糖値がいつもより上昇することもあり、インスリン治療を慎重に調整する必要もあります。いずれも主治医とよく相談していく必要があります。

また、糖尿病では免疫反応が低下し、

持病を持つ方の準備と対応フロー

事前の相談

発熱等した場合　　日常生活の注意

↓

感染予防の努力

外出を控える、換気等　　手洗い、必要時のマスク

↓

発熱等した場合

電話で相談　　指示に従い受診

↓

その後の経過観察

細菌性の合併症等の注意　　対症療法と持病の管理

新型コロナウイルス感染症にかかりやすく、重症化しやすいことにも注意が必要です。

ただし、**糖尿病があっても血糖コントロールが良好で、心血管疾患や腎疾患などの合併症等がなければ、リスクは比較的低い**のです。

このような例を参考に通院の際、主治医に注意点をよく聞きながら、対応しましょう。

症状が出た時には、早めに主治医のいるクリニックや病院に電話をして、自宅待機をしばらく続けるべきか、早めに医療機関を受診するべきか、といった相談をすることもできます。

妊娠中の方の場合も、重症化しないために慎重に考える必要があります。

日常的な注意点から、発熱等があった場合の対応までを、予め主治医の医師とよく相談しておきましょう。そして、外出を控えるなどして、予防に努めるようにしてください。

Q.28

単身なので、発病したらどうすればいいかわからず不安です

A.

自宅療養中に重症化すると、救急者を呼ぶのが難しい場合があります。**親族以外に職場の人とも事前に相談**しておきましょう。

お

一人様という言い方がある種のブームとなっているように、個人主義的な価値観も相まって、単身で暮らす人が増えています。

一方、何らかの事情で一人暮らしを強いられている人も少なくないかもしれません。

職場の健康管理のこれからの課題は働く人の高齢化です。その背景には少子高齢化による社会保障制度を維持する目的もあります。

中高年で働く人のがん等の病気の増加が課題となっていますが、そうした場合に単身であると、個人としてだけでなく、職場側でも問題に直面します。療養や入院といった際に単身であると、職場の誰かに助けてもらわなければならないこともあります。

心理的な面でも、誰かに励ましてほしい、悩みを聞いてほしいと感じるのは普通のことです。

単身者ができる対応・流れ

事前の準備

頼れる人を見つけ相談　　備品の準備

↓

感染予防の努力

外出を控える、換気等　　手洗い、必要時のマスク

↓

発熱等した場合

職場と知り合い等に相談　　指示に従い受診

↓

その後の対応等

生活支援を頼む　　入院では再度職場に連絡

単身の人が新型コロナにかかり、自宅で療養した場合に、食事のことで困ったり、発熱等がある中で一人で医療機関に行くのに困難が生じる可能性もあります。

入院する際には自分以外の誰かが治療に関する説明を聞いたり、手続きや支払いをする必要があります。

こうした事態を考慮して、なるべく感染しないように努力し、持病があれば管理を良好にしておきましょう。

もし**感染し、発病した場合のために、頼れる親戚の誰かを確保しておくとか、職場の関係者に予め、助けを求めるかもしれないと話しておくとよい**と思います。

お一人でご自分の病気や不安と戦うのは心身の負担がとても大きくなりますので、できるだけの準備をしておくことが大切であると思います。

Q.29 職場のトイレを使用する際の注意点を教えてください

A.

感染した人がトイレを使うとウイルスを排出する可能性があります。**トイレを終えた後に手洗い**をして接触感染を防ぎましょう。

新型コロナの症状には、稀に下痢や腎臓の炎症を伴う場合があり、便や尿にウイルスが含まれることがあります。

職場でも、感染した人が使用したトイレで用を足すことになる可能性もあります。

もしも、便座を除菌するクリーナーがあれば使用してもよいですが、完全な防御は難しいかもしれません。

また**シャワートイレによって、ウイルスが目に見えない形で飛散し付着している恐れ**があると指摘する専門家もいます。

接触感染を防ぐために、排尿等の後にしっかりと手を洗い、アルコール系消毒剤を使用しましょう。

なお、トイレで化粧する場合は、接触感染を起こさないよう、十分に注意しましょう。また、用を足している最中にも目や鼻、口を触ることがないよう気をつけましょう。

トイレで接触感染を防ぐポイント

×

NGな行為

- 鼻、目、口を触る
- スマホを触る
- 手洗いが不十分

△

できるだけ慎重に

- 化粧をする
- 歯みがきをする

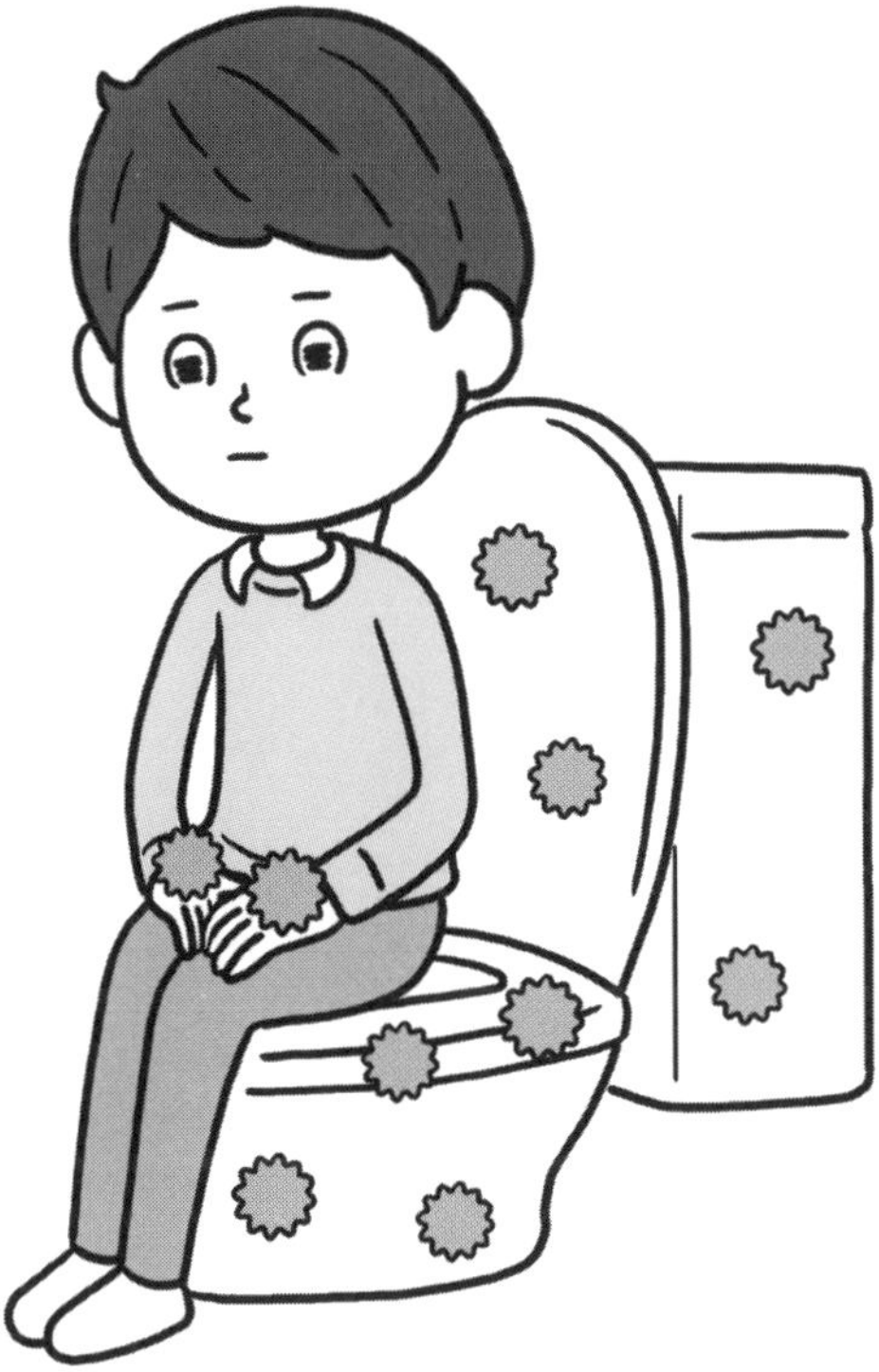

Q.30 職場の喫煙室で感染する危険性はありますか？

A.

換気が悪い部屋はウイルスが留まりやすく、**ドアノブやテーブルは接触感染の温床**になります。

タバコを吸うことは、新型コロナウイルスに対して、様々なリスクを伴います。

例えば、咳やくしゃみの際の飛沫（しぶき）を浴びることによる飛沫感染は、室内を換気することで防止できます。しかし喫煙室は排気されていても、そこにいる喫煙者にとっては密室となりがちです。

喫煙室に入室する際に、ドアノブを触り、そのまま手洗いをせず、タバコを手にして吸うことになります。また、テーブル等が置かれていると、そこに手を置き、その手で顔や口を触ることで**接触感染を起こす可能性**があります。

また、新型コロナウイルス感染症を起こした場合に重症化のリスクとなる慢性閉塞性肺疾患をタバコは引き起こします。つまり**喫煙していること自体もウイルス性肺炎の経過を悪くするリスク**があるのです。

喫煙室と喫煙は感染のリスクがある

喫煙室のリスク
- 密閉空間
- 換気が悪い
- 近距離での会話

NG な行為
- ドアノブやテーブルを触る
- スマホを触る
- 手洗いが不十分

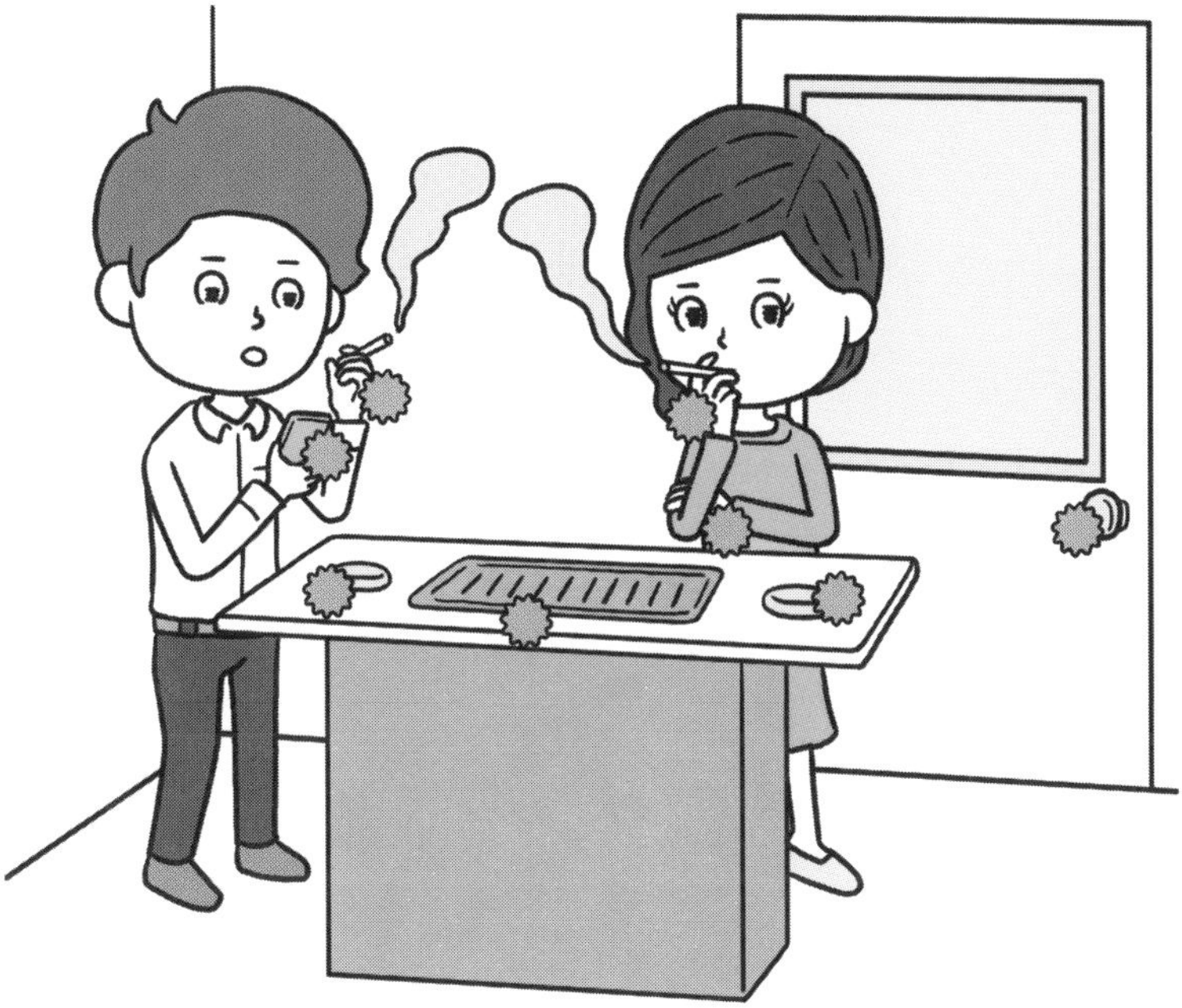

Column 3

新型コロナの取り扱いにおける雇用形態の問題

少子高齢化に伴う労働力人口の減少に対して、政府から2017年に働き方改革実行計画が公表され、同一労働同一賃金の流れと共に正規雇用と非正規雇用の区別をなくしていくよう求められています。

一方で、新型コロナ対策は企業における健康管理体制の良否が明らかになる面がありますが、健康管理対策では正規・非正規といった雇用形態の違いで、その取り扱いに大きな差があります。

- 労働安全衛生法令で求められる健康管理の対象は基本的に常用雇用（正社員等の四分の三以上の労働時間）とされている。
- 非常用雇用の場合は一般定期健康診断やストレスチェックは対象外となる。（二分の一以上の労働時間では望ましいとされている）
- 派遣労働者の基本的な健康管理（一般定期健康診断やストレスチェック等）の責任は派遣先ではなく、派遣元にある。

また、働き方改革で新型コロナの重症化リスクがある高年齢の労働者が増加していますが、60歳から嘱託雇用、さらにアルバイト等といった形で非正規雇用に変わっていくケースが少なくありません。

経営・経営管理の面で人件費の負担は大きな課題であり、バブル崩壊以降の雇用の非正規化は大きな流れです。しかし新型コロナの流行による直接的な影響のみならず、終息後の事業の立ち直りのためにも、雇用形態による病気欠勤等の取り扱いに差別を生じないよう努めるのがよいでしょう。

メディアで報道されてきましたが、厚生労働省より、次の案内がありますので、参考にするとよいと思います。

- 小学校、特別支援学校等の休業で正規・非正規を問わず従業員に、法定の年次有給休暇を除く有給休暇を取得させた会社に対し、休暇中に支払った賃金全額（1日8,330円が上限）を助成する予定。

第3章

職場での対策

経営層、主管部門、管理職が
協力してワン・チームで
取り組むための体制づくり

Q.31

なぜ、職場で新型コロナウイルス対策を行う必要があるのですか？

A.

対策を行わないまま流行のピークを迎えてしまうと、多くの従業員が一気に休んでしまうなど、**事業運営に影響が出るから**です。

職場で最も問題になるのが、社員や職員の方々の間で流行し、短期間に一度にたくさんの人が発熱や咳に見舞われ、休まなければならなくなることです。

参考情報として、２００９年からの新型インフルエンザ流行の際に、イギリスでは数週間の間に従業員のうち12％が本人や家族がかかることで病欠する可能性が指摘されています。

新型コロナウイルスはインフルエンザと同等には扱えませんが、可能性を考え、それに備える必要があります。

医学分野でウイルスや微生物の研究を行う分野は基礎医学と呼ばれます。また、一人ひとりの患者さんの診断と治療に対する臨床研究以外に、たくさんの人の集団としての健康の問題や対策を考える分野を社会医学と言います。例えば政府や地方自治体が推進する対策もこの社会医学の中の公衆衛生学という分野に含まれるものです。

目標は流行のピークを遅らせ、 最小にすること

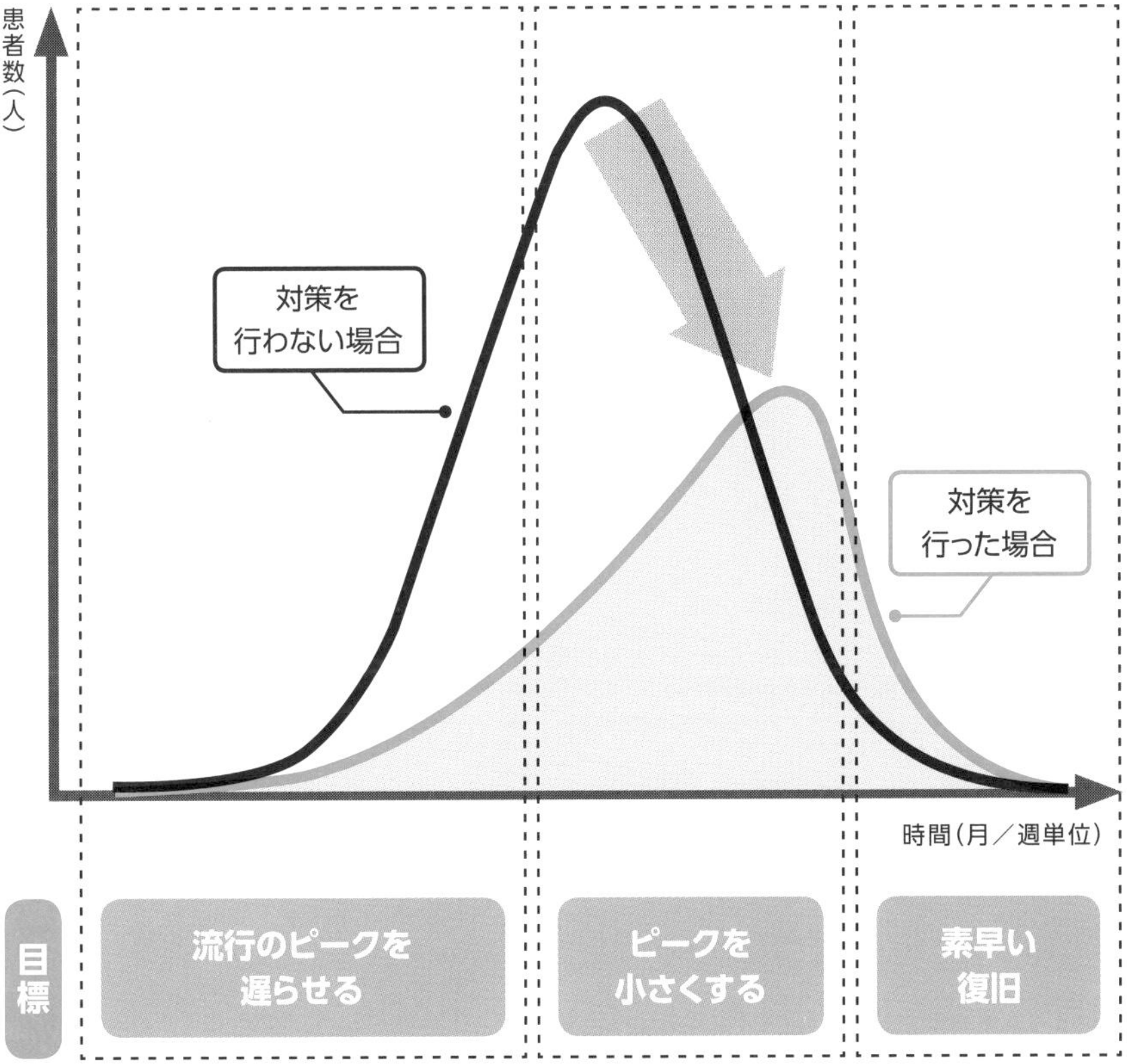

社会医学の視点でたくさんの人が一気に感染し、自宅待機や入院等になって、医療機関が機能不全に追い込まれてしまうことは大問題です。

図は、対策を行った場合と対策を行わない場合での患者の数の違いと、そのピークの時期のずれを示しています。

どちらが望ましいかは一目瞭然ですが、この違いを実現するために職場での対策がとても重要だと言えるのです。

そのために、対策の目的、目標を決めて、体制と仕組みを構築し、**経営層、主管部門、各管理職と全ての従業員が協力して新型コロナの流行に立ち向かう必要**があるのです。

対策を行う理由を共有することは被害を少なくするのにとても大切です。

高度情報化によって、デマを含めて、関連した膨大な情報が発信されています。けれども、その真偽を考え、職場での対策に有益なものをしっかりと選んでいかなければなりません。

Q.32

どのような体制を整え、対策を進めていけばよいですか？

A.

担当者以外に経営者、管理職、従業員の全員で取り組みましょう。**感染予防策の徹底と事業継続を確保する**必要があります。

新型コロナ対策は、人間社会の営みに対してではなく、新型コロナウイルスという未知の生き物を相手に行うものになりますので、会社の事務的な作業のひとつとして片付けてはなりません。

関係者で共有すべき考え方として、全員がどこかでウイルスに感染し、**多くが発病するリスクがあるという現実**を見つめるところから対策を組み立てなくてはなりません。

経営層のリーダーシップによる方針表明の下、主管部門が体制と仕組みを整備し、部門長、管理職が専門家の助けを得ながら、部下の管理と行動の徹底を行いましょう。

そして、全ての関係者と従業員は感染防止のための適切な行動をとり続けることと、万が一の事例発生のために、広報部門とも連携して、堅実なリスクコミュニケーションを行うことも、対策の一貫としましょう。

大手企業における体制と仕組みの例

組織・担当者など	役割
経営層	● リーダーシップの発揮 ● 意思決定、方針表明
主管部署 担当者	● 体制整備、仕組みづくり ● 進捗管理
広報部門	● 社内外への情報発信 ● リスクコミュニケーション
部長職 管理職	● 部下の管理、事業の運営 ● 適切な行動の徹底
健康管理部門 産業医・看護職	● 個別対応、相談 ● 仕組みづくりの支援
従業員	● 感染防止 ● 適切な行動

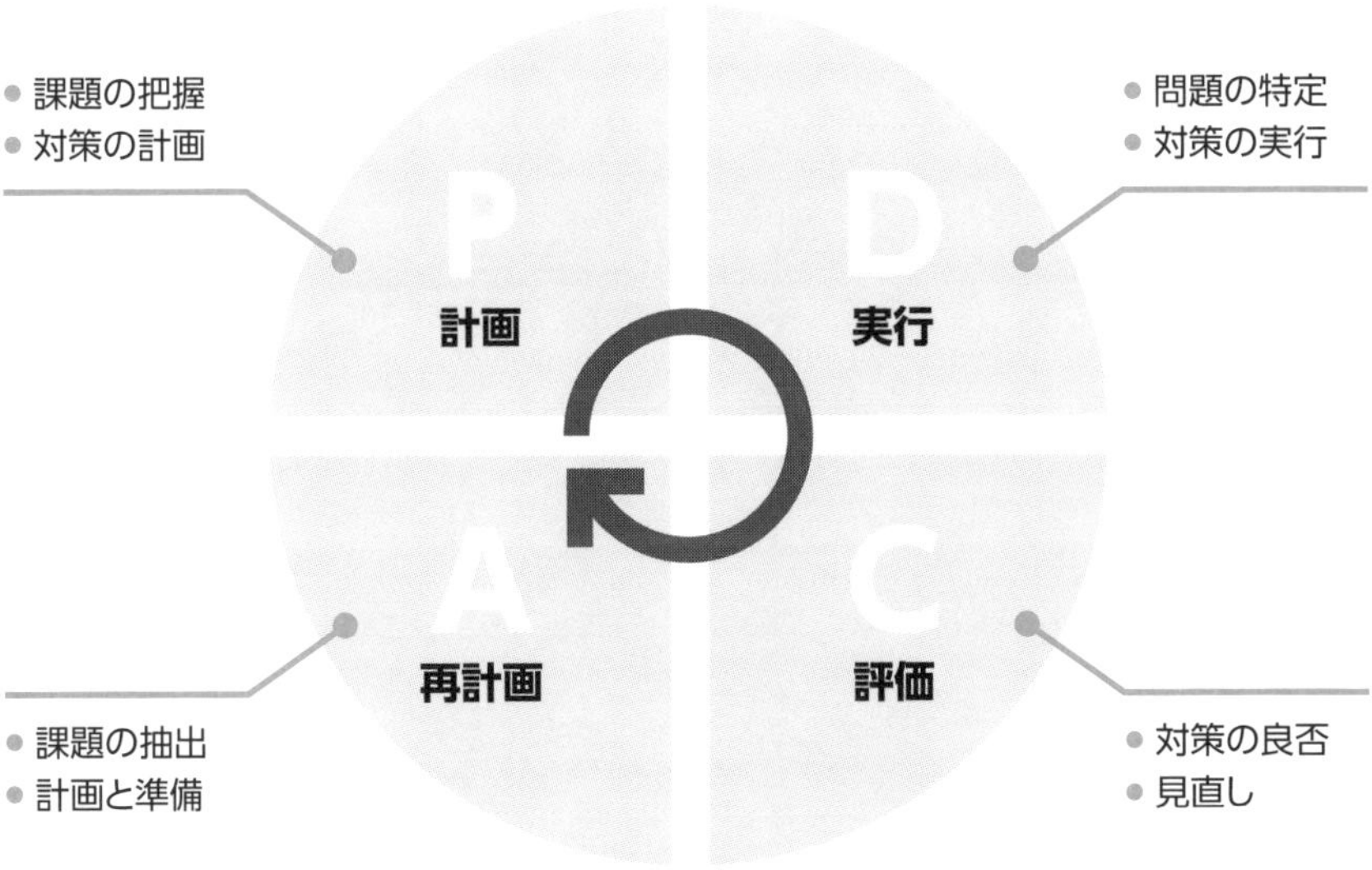

Q.33

従業員の不安を取り除くにはどうすればよいですか？

A.

対策の目的と目標を関係者で共有し、完璧に防ぐのではなく、**互いを信頼し、組織全体で影響を小さくすること**を目指しましょう。

疑

心暗鬼に職場全体がなってしまうことは、事業や営業上の損失を拡大させます。人間関係の悪化を招き、事業を推進するために必要なチームワークを保てなくなってしまうからです。

不安に駆られる背景には結果を良否で分ける単純化しすぎた価値観があると思われます。

医学研究が進められていますが、新型コロナに関してはまだ分かっていないことが少なくありません。ですから、**職場で感染する人をゼロにする完璧な方法も現実にはない**のです。

新型コロナによる影響を小さくするために考えることは、いわば正解のない難問に取り組むことと同じです。

時期や状況に応じて、柔軟に考えること。そのために互いを信頼し、職場全体で協力して、新型コロナに対処していくチームワークが大切です。

職場全体・ワンチームでウイルスに立ち向かう!

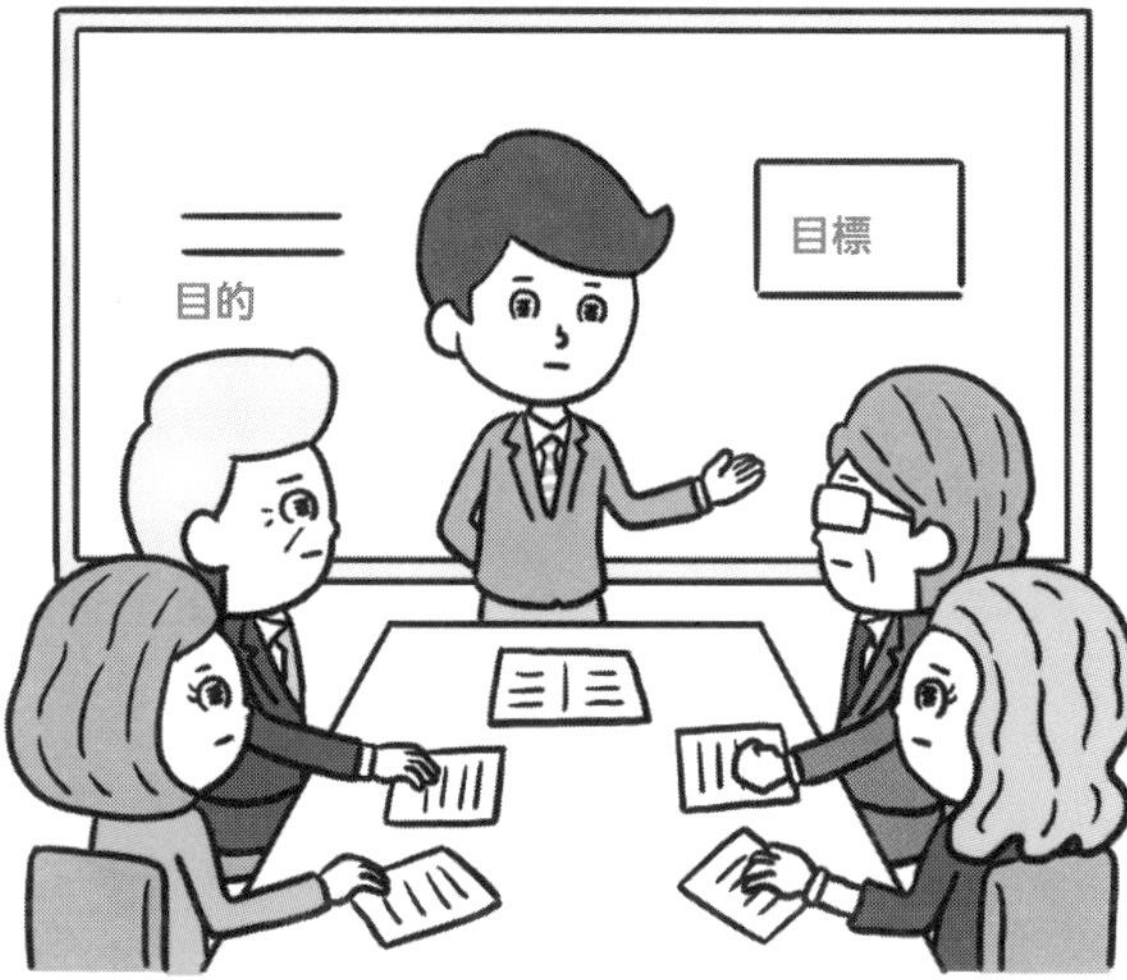

対策の「目的」と「目標」を組織全体で共有する

職場全体で協力し、新型コロナに対処する

Q.34

我が社で行うイベントを延期しましたが、今後再開は可能でしょうか？

A.

その必要性と行政の方針、**関係先等への影響を選択肢ごとに検討**して決定し、よく広報・説明し、継続して検討しましょう。

正解のない課題を考えることが欧米先進国に比べて、日本はあまり得意でないように思われます。

そのため、事業上の要求に従い行われるビジネスイベントの開催に関しても、本来は競争相手であるはずの同業他社の動向を必要以上に気にしたり、業界の意向のようなものを汲んで、当たり障りのない判断を選ぶことが多いのではないでしょうか。

本書を執筆している3月上旬は、流行早期で、政府からの要請もあって、ほぼ自粛ムード一色になっています。

けれども今後、**自粛を継続するにせよ、再開するにせよ、大切なことは複数の選択肢を用意**し、その長所と短所を検討し、判断のための根拠を確保することです。そして、明確な判断基準を持ちながら、状況に応じて、関係者で粘り強く検討し続けることが肝要でしょう。

ビジネスイベントの再開に際して考えること

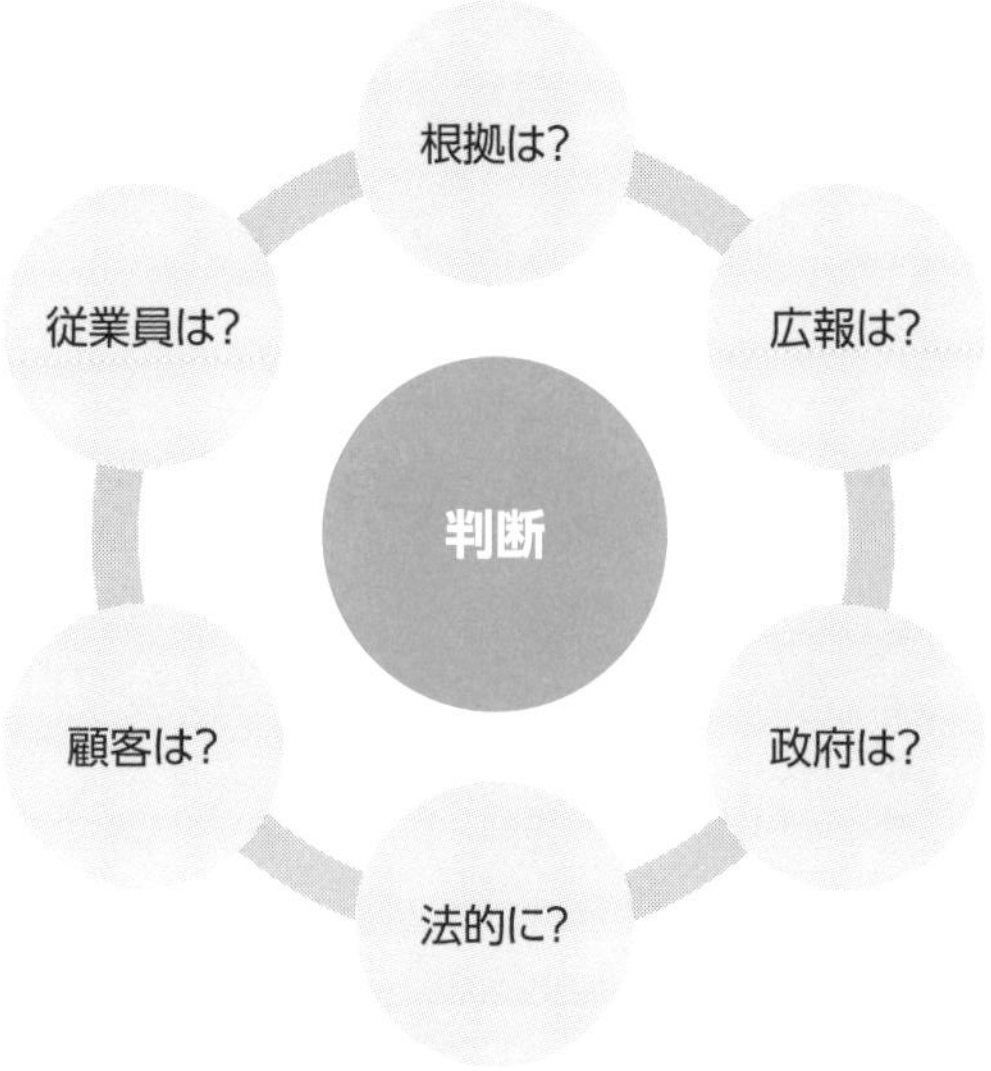

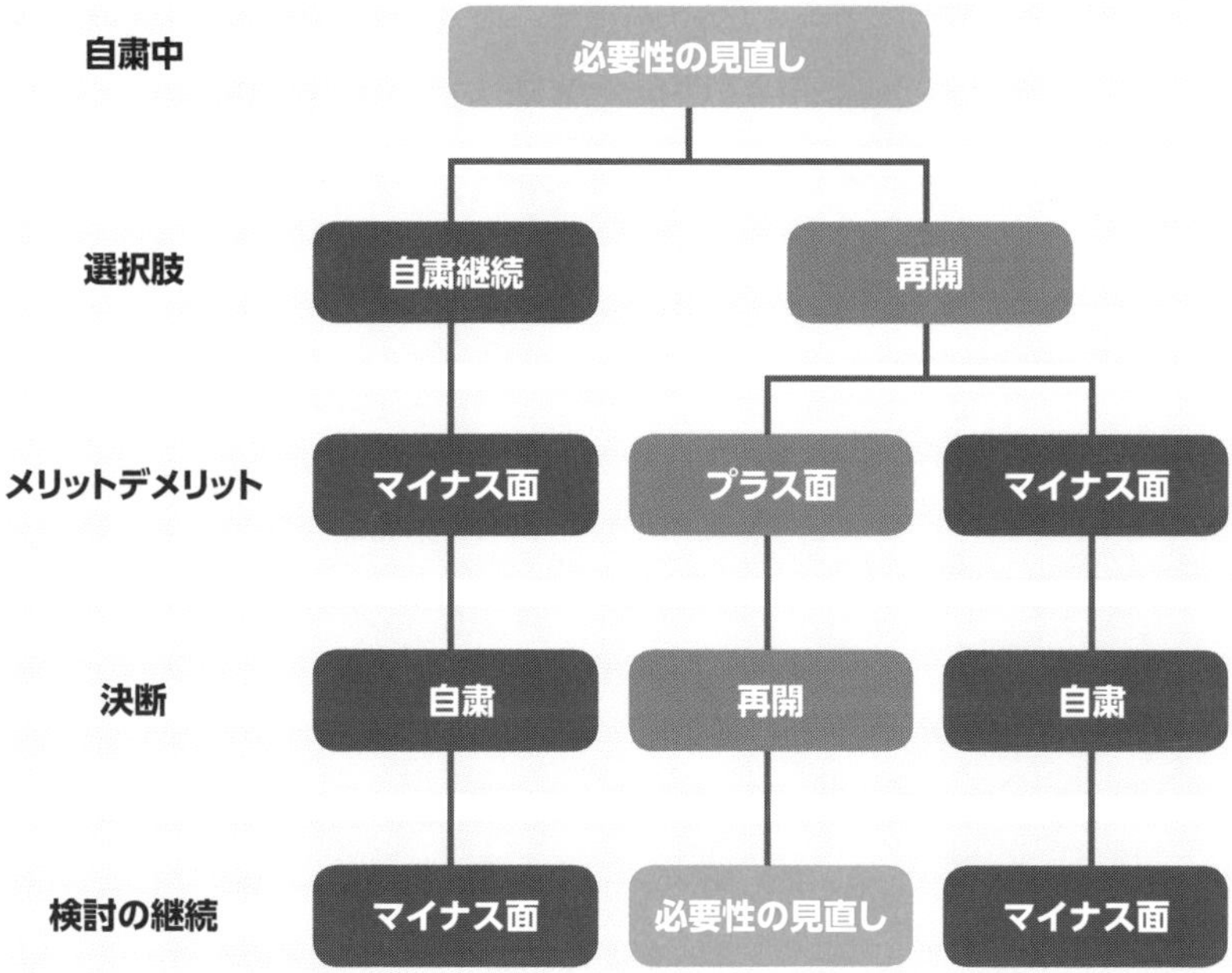

Q.35 「健康経営」を推進することは、感染予防につながりますか？

A.

経済産業省が推進する「健康経営優良法人」の認定基準には、従業員の感染症予防に向けた取り組みが含まれています。

健康経営によって、職場の健康管理を経営的に重んじる雰囲気が広がってきました。けれども、形式的な取り組みも少なくないなか、新型コロナは、取り組みの良否が問われる機会となります。

経済産業省が推進する「健康経営優良法人」の認定基準には、従業員の感染症予防に向けた取り組みが含まれています。

例えば、それには季節性のインフルエンザに対する予防接種が含まれます。予防接種をほとんどの従業員が受けていれば、新型コロナが広がる時期に、インフルエンザによる発熱等の症状を呈する従業員が少なくて済みます。

また、**新型コロナへの対策にも、特別休暇等の人事労務管理上の措置や海外渡航（派遣）者への支援が含まれている**と考えられます。このように新型コロナ対策を行うことは健康経営の見直しにも役立つのです。

「健康経営」には感染症対策や関連する事項が含まれている

大項目	中項目	小項目	評価項目
3. 制度、施策実行	従業員の健康課題の把握と必要な対策の検討	健康課題の把握 対策の検討　等	①定期健診受診率（実質100%） ②受診勧奨の取り組み　等
	健康経営の実践に向けた基礎的な土台づくり　等	ヘルスリテラシーの向上 病気の治療と仕事の両立支援　等	⑤管理職又は一般社員に対する（健康）教育機会の設定 ⑧病気の治療と仕事の両立の促進に向けた取り組み
	従業員の心と身体の健康づくりに向けた具体的対策	感染症予防対策	⑬従業員の感染症予防に向けた取り組み
		受動喫煙対策	受動喫煙対策に関する取り組み

【引用・改変】経済産業省資料「健康経営優良法人2020（大規模法人部門）認定基準」
※健康経営®はNPO法人健康経営研究会の登録商標です。

「健康経営」のなかで感染症予防対策として考えられる事項

- インフルエンザなどの予防接種を社内実施
- インフルエンザなどの予防接種の費用補助
- 予防接種を受けるための就業時間認定または特別休暇などの制度的配慮（家族への付き添いを含む）
- 感染症を発症した者（家族が発症した場合も含む）への特別休暇制度による感染拡大防止
- 健康診断時の麻しん･風しんなどの感染症抗体検査の実施
- 感染拡大時の事業継続計画の策定
- 海外渡航者の予防接種や予防内服等の準備
- 海外渡航者に対する教育の実施や緊急搬送体制の整備

Q.36 多くの従業員が新型コロナに感染し、欠勤する可能性はありますか？

A.

可能性は否定できません。事業継続計画に該当する事象なので、専門家にも加わってもらい、準備状況を確認しましょう。

危 機管理だけでなく、事業継続計画の観点でも新型コロナ等の感染症は、含まれるべき課題＝危機事象です。

新型コロナに関する従業員の感染率や欠勤率に関する直接的な推定はまだありません。しかし、本稿執筆時点の3月7日の時点で、小集団での感染であるクラスターが散見されています。個人の感染だけでなく、健康観察措置や家族の感染によって、**一定の割合（例えば数％）の従業員が欠勤する可能性は否定できません。**（先述のとおり、2009年の新型インフルエンザ流行のイギリスの推定では12％）

左図に、各部門や課のレベルで欠勤する従業員が出た場合の影響を検討し、代替手段を考える流れを示しました。

これらの作業を主管部門がリードし、各管理職が部下と共に検討しながら、早めに計画を取りまとめるようにしましょう。

欠勤の予測に基づく人員計画の策定フロー

個々の従業員の課題	**個々の従業員による業務の見直し** ● 自身が休んだとき ● 他の原因による支障
部・課単位の業務継続計画	**各部・課全体の見直し** ● 個人が休んだときの影響 ● 個人の休みの積み上げ ● 職場外の原因による支障
社外のアセスメントと計画（顧客、サプライヤー、物流）	**各部・課全体の見直し** ● 職場全体の休みの影響 ● 社外の原因による支障

事業継続計画の策定

単なる表の作成ではなく、決定の手順と周知を重視!

事業継続計画の準備と発動

正しい情報の入手	社内の準備 職場内の準備	個人の準備完了 感染症予防策	
	曝露機会と接触を少なく	発病したらケア・支援	発病したら受診・待機

感染例の確認 ↓↓↓ 散発的な流行 ↓↓↓ 流行拡大・蔓延

Q.37

新型コロナで我が社の損失が拡大しています。終息はいつごろですか？

A.

終息する時期を正確に見通すことはできません。流行の終息時期とその再燃の可能性を複数のシナリオで検討します。

将来の見込みは事業運営上、求められる情報であっても、現実に予測は難しいものです。一方で事業運営の損失は重く圧し掛かってくることでしょう。それを最小化するためにも、次の点をよく考えてみることをお勧めします。

- 流行は時間的、空間的に濃淡があって拡大していくこと
- 新聞やテレビの情報だけでなく、正しい情報を専門家からも入手する
- 事業への影響を最小にする社内の準備を整える
- 職場での感染拡大が懸念されたら、職場内の接触を最小にする
- 個々の従業員に感染予防対策を徹底させる

そして、**関係者で将来の見込みについて、何通りかのシナリオを話し合い、各々の予測に対する対応を検討**します。そうした話し合いの場を流行の進展に合わせて設けると、よいと思います。

関係者で複数のシナリオを検討する

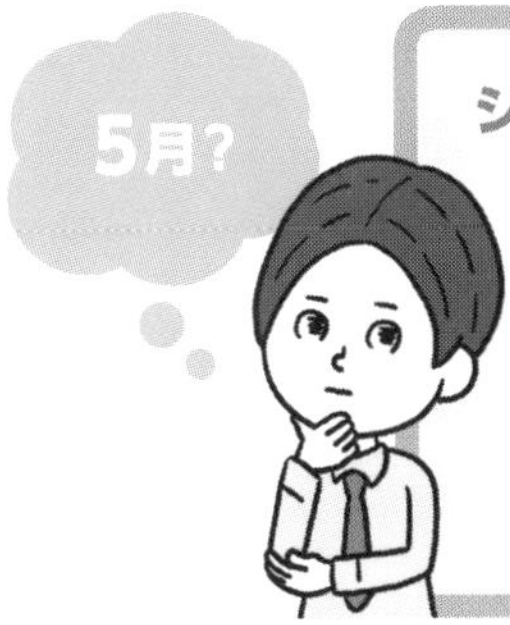

シナリオ 1

3月	徐々に広がる
4月	さらに拡大
5月	流行のピーク
6月	やや減少
7月	外国人の来訪
8月	再燃…

シナリオ 2

3月	徐々に広がる
4月	さらに拡大
5月	感染が減少
6月	無事に終息
7月	安定…
8月	安定が続く

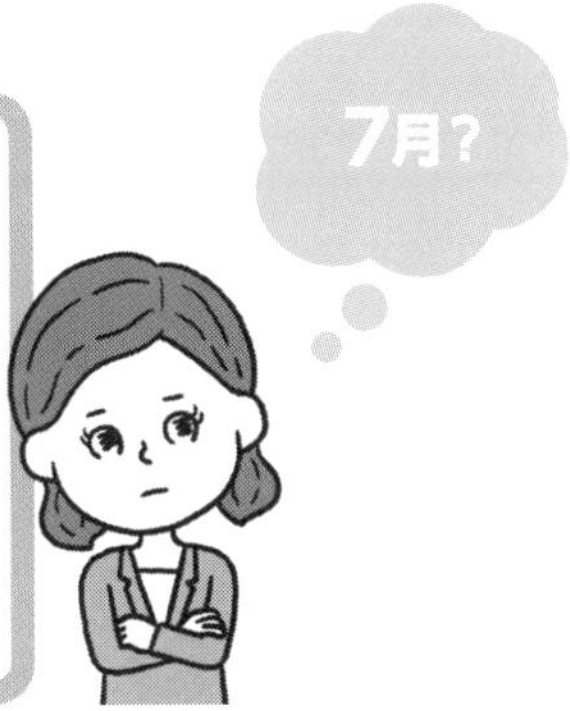

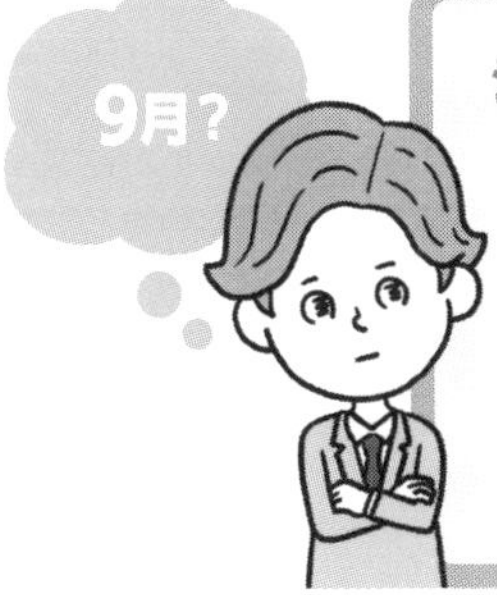

シナリオ 3

3月	急激な増加
4月	流行のピーク
5月	蔓延
6月	後半に減少
7月	再び増加
8月	後半に減小

Q.38 行うべきことがたくさんあって混乱しています。取捨選択の基準は？

A.

「感染症の3つの要素」を原則として、左図を参考に**合理的かつ効果的に、コストも考慮して**決定し、関係者で共有します。

通常の業務だけでも忙しかったところに、新型コロナウイルスへの対応を迫られる方々は大変な毎日であろうと思います。**限られた時間と人員、コストで効果的に対策を行うには、優先順位づけを行う**ことがポイントになります。

しかし、政府・行政の求めること、各利害関係者の意向等を考えると、混乱してしまうことがあるかもしれません。

左の図表は２００９年の新型インフルエンザの流行の際に、国や行政、あるいは各企業で行われる対策の評価を示したものです。根拠の質や効果、直接的なコスト、間接的なコストとリスク、従業員の受け入れといった、実務上で役立つ視点が盛り込まれています。

もちろん新型コロナとは異なる面もあるかもしれませんが、この図表に書かれた内容を一つの参考として、各々の課題も考えながら、必要な取捨選択に役立てて頂ければと思います。

新型インフルエンザ対策の評価の例

各対策	根拠の質 根拠となる医学研究の信頼性	効果（便益） 効果や便益の有無や多寡	直接コスト 直接かかるコストの多寡	間接コストやリスク 間接的にかかるコストの多寡やリスクの有無	受け入れ 従業員等の受け入れの良否
渡航延期勧告	中程度	少ない	少ない	膨大	中程度
入国時検疫	中程度	少ない	大きい	大きい	中程度
手洗い	中程度	多分ある	少ない	ない	よい。ただし徹底は困難
咳エチケット	中程度	多少の期待がある	少ない	少ない	よい。ただし徹底は困難
屋外でのマスク着用（健常者）	低い	不明	膨大	小さい	よい
症状のある場合のマスク着用	低い	不明だが多少の期待がある	中程度	外出を控えないと感染させるリスクが残る	不確かだが、情報は広がっている
症状のある場合の自宅待機	低い	不明だが多少の期待がある	中程度	中程度	常識的になっている
海外から帰国後の自宅待機	中程度	少ない	大きい	大きい	中程度
国内出張制限	低い	少しの効果	大きい	大きい	受け入れやすい
職場の閉鎖	低い	不明	膨大	膨大	受け入れられる
在宅勤務と会議の縮小	低い	不明	中程度	大きい	受け入れられる
集会や国際会議等の中止	低い	不明	膨大	膨大	行政等の要求に従う

出典：Guide to public health measures to reduce the impact of influenza pandemics in Europe
– 'The ECDC Menu' より亀田が邦訳・改変

Q.39 社内用の対策マニュアルは、どのようにつくればいいですか?

A.

方針や目的、目標を明示し、体制の詳細、対策の担当者、管理職と各従業員の役割を**流行状況に応じて文書化**しましょう。

健康問題に限らず、企業の課題に取り組む際に規程化することは、対策を標準化し、周知するのに有益です。また、個々の従業員や管理職の対応のブレや間違いを減らすことができるでしょう。

図表の事項を網羅するように、各社の作法に従って、マニュアル化するのがよいと思います。内容は**流行の拡大、まん延、終息の時期といった時間的な経過を想定して記載していきます。**

具体的には、勤務に係る事項、職場での対応に係る事項、作業に係る事項、健康管理に係る事項、教育や研修に係る事項と、事業運営全体の軸を意識すると漏れのないガイドに仕上げることができます。

状況は刻一刻と変わっていきますから、**適宜修正や更新を行い、繰り返し社内に浸透させていく必要があります。**その際、履歴と変更箇所を明示すると継続性が確保されます。

社内マニュアル・規程に盛り込むべき事項

方針：経営層の新型コロナへの対応の意思表示

↓

目的：企業としてのリスクと生産性への影響の低減

↓

目標：流行の拡大を社内で遅らせ、患者数を最小化すること

↓

体制：意思決定を行う委員会のメンバー、産業医、対策担当者の明示

↓

新型コロナ対策担当者：情報収集や委員会の事務局、各種連絡対応

↓

管理職の役割：部下に正しい行動をとらせ、業務継続の影響を最小にする

↓

各従業員の役割：正しい行動をとり、業務継続への影響を最小にする

↓

産業医等の役割：専門家としての情報収集への援助と従業員の健康確保

↓

意思決定の手順：委員会での審議と企業としての意思決定の仕方

↓

社内への連絡、周知：意思決定を行った事項の社内への周知方法

Q.40 職場ではどんな備品を揃えるのがよいでしょうか？

A.

アルコール消毒剤、マスク、体温計、職場の消毒を行う備品、水、食料等が必要です。流行の状況に応じ柔軟に追加します。

職場では地震などの災害のために3日程度の水、食料を備蓄しているでしょう。

どれくらい、何を用意すればよいのかというのは、企業で対策を考える際には重要なことです。その場合、実際のシナリオを考えることで、内容と量を想定することができます。入手が難しい場合もありますが、**アルコール系消毒剤は入館の際に各フロア等に設置する場合の本数と、想定される使用量から全体の備蓄量を決めます。**

マスクも入手が難しい時もありますが、原則としてマスクは症状のある人、それをケアする人は必ずつけるべきです。しかし、症状の無い元気な人がつけても、感染の防止には完璧ではありません。

その他、体温計や水、食料といった日用品も職場内に主管部門の担当者が留まる可能性もあることから、必要量を備蓄するようにしましょう。

職場で準備する備品の例

備品の種類	役割
アルコール系消毒剤	入館の際、各フロア等に設置する場合の本数と、想定される使用量から、全体の備蓄量を決めます。使用しながら、想定が多いか、少ないかを判断しながら、量を調整し、購入を続けていきます。
マスク	マスクは症状のある人、それをケアする人は必ずつけるべきです。しかし、症状の無い元気な人がつけても、感染の防止には完璧ではありません。よってマスクの着用を職場で実施する場合には時差通勤や在宅勤務や通勤方法の工夫ができず、満員電車での通勤が避けられないようなときに着用します。行きと帰りで2枚ずつ使いますから1週間で10枚は使うことになります。地域の流行拡大、まん延の期間が4週間なら従業員ひとりあたり40枚も必要になります。100人いれば4,000枚になります。従って、現実的に購入可能な量を適宜、購入していくこと、さらに同時に手洗いを励行し、対策がマスクに偏りすぎないようにする努力が職場で必要になります。
体温計	全員に測定を課さない限りは全ての入り口や職場で用意する必要は生じません。必要な箇所に1本ずつあればよいと考えられます。使用後はアルコール消毒剤で滅菌して保管することも忘れないようにしましょう。
職場の消毒備品	職場で症状が出た人がいる場合だけでなく、ドアノブや共用スペースの机や椅子、便座を定期的に消毒する必要があります。4週間程度、それを続けることを想定して準備、備蓄を心がけましょう。
水、食料	今のところ、深刻な社会不安が起きたり、社会インフラが停止するほどの状況にはなっていません。従って、流行の拡大等の状況で、職場で長く過ごすかもしれない従業員や休めない従業員のために、必要な分を、災害時への準備と合わせて備蓄するとよいと考えられます。なお、流行は数回の波が続く可能性もあります。社会不安が起きたり、社会インフラが影響されない限り、使っては購入するという繰り返しでも、よいと考えられます。

Q.41

オフィスビルと周辺の消毒剤の散布を勧められましたが、必要ですか？

A.

消毒剤の散布で感染や流行が阻止されるという科学的な根拠はありません。**オフィスやトイレの清掃と消毒を徹底**しましょう。

海

外で感染症の流行が始まったばかりの段階で、しばしばビルや歩道、お店の店内に消毒剤を大量に撒いている様子が報道されることがあります。

見映えがよく、いかにも対策を行っているように見えるかもしれませんが、これらにあまり効果はない、ということをよく憶えておきましょう。

例えば、歩道に散布しても、元々、屋外では外気に触れて、空気の流れが当たり前ですから、そもそも感染のリスクが少ないのです。**散布した消毒剤のお陰で飛沫感染が防止される、ということもありません。**

また、オフィス内で散布しても、そのお陰で飛沫感染が起きないとか、散布後、しばらくの間、接触感染をブロックできる、ということもありません。

そうした情報に惑わされず、以降に示すやり方で毎日、職場での清掃、消毒措置を継続して下さい。

消毒剤の散布・噴霧は無駄である!

道路やビルで消毒剤を散布することで、ウイルス感染が
防止されるという明確な科学的根拠はありません。

×

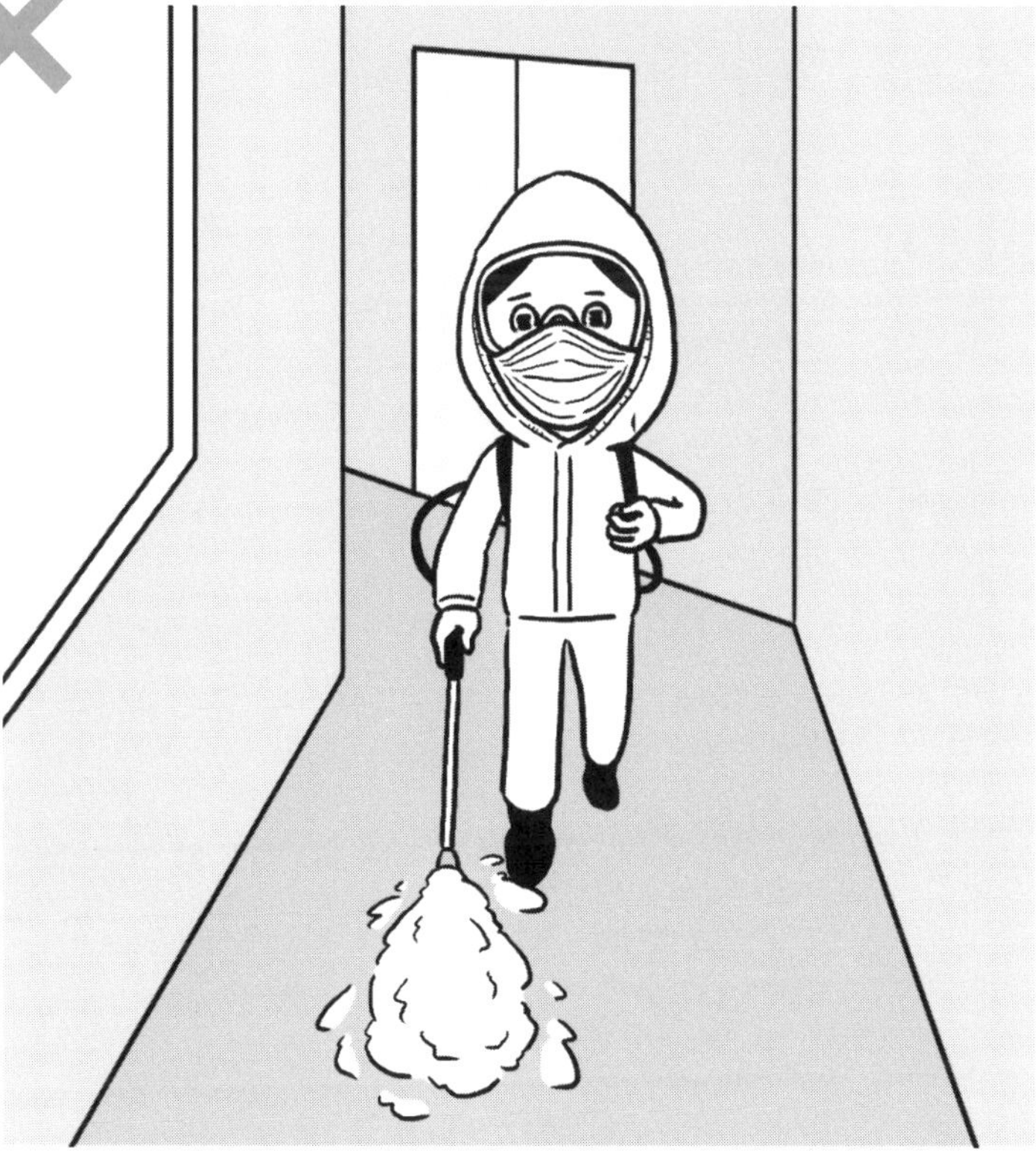

Q.42 職場で滅菌処置を行う場合はどのように実施するのがよいですか？

A.

アルコール系ないし塩素系消毒剤を使って**朝夕等にドアノブ、机、椅子、トイレの便座を拭き、消毒**して下さい。

オフィス等の職場で考慮した方がよいのが、飛沫感染と共に、従業員を含めて、出入りする人たちによる接触感染です。

日頃は特に意識することはあまりないと思いますが、例えば職場に出社し、オフィス等で働き、退室するまでの間に、どれだけの場所と回数、手指で触っているでしょうか？

図に簡単に示したように、エレベーターのボタンに始まり、トイレのドアノブ、便座、自席の机と椅子、会議を行う共用のテーブル等々、たくさんの箇所で接触感染が起きる可能性があることが分かると思います。特にオフィス内で飲食をする場合は要注意です。

一人ひとりの従業員の方々は自席の机、椅子の消毒を行い、共用部分は出入りの業者の方に頼むか、職場で協力して、1日2回から3回、左下に示した消毒剤で滅菌処置を行うことをお勧めします。

職場で消毒すべき箇所

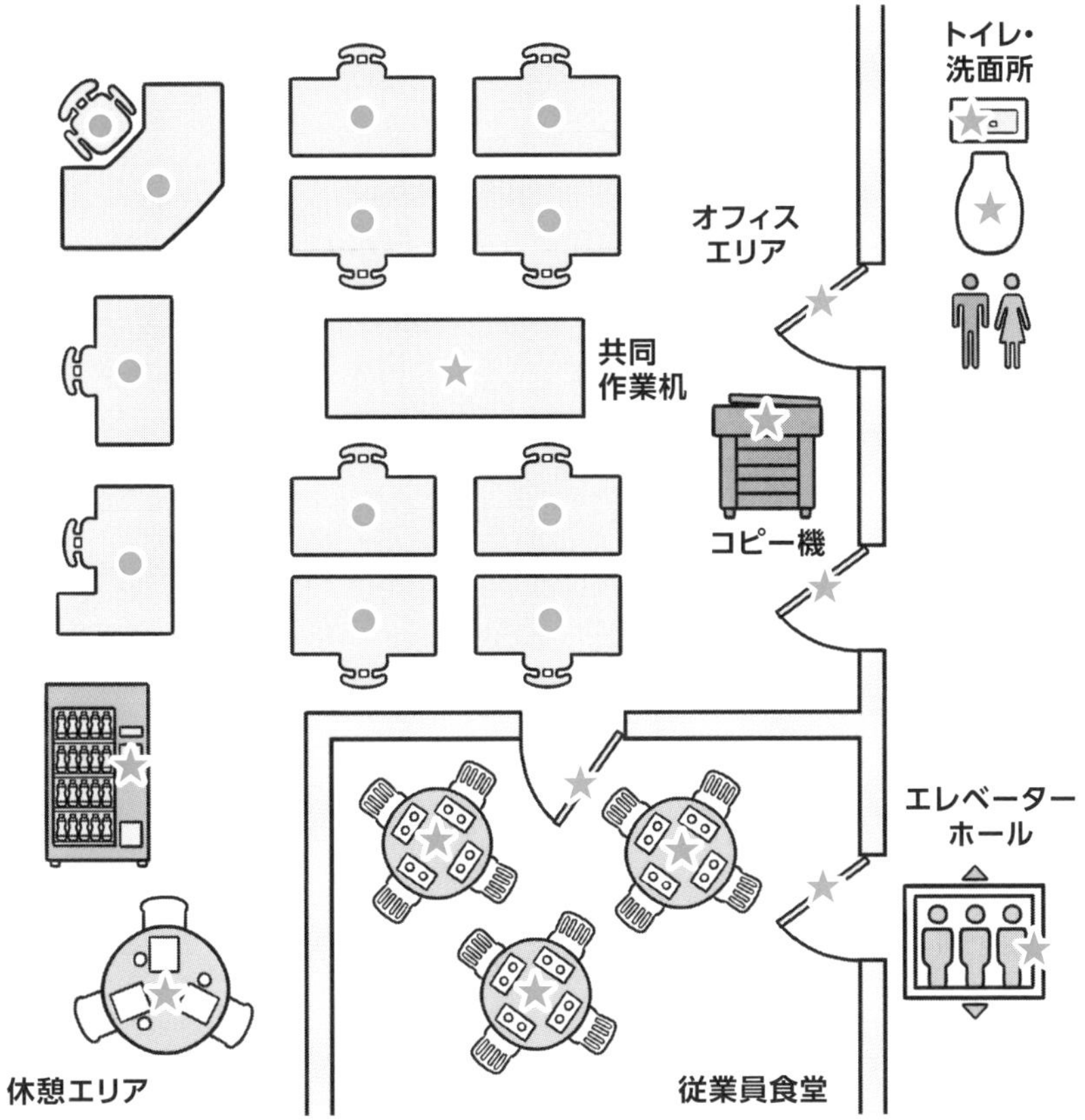

★毎朝ないし1日２～３程度消毒すべき箇所（個人で自身の身の回りを行う分を除く）
●各自で身の回りを消毒する箇所

市販の漂白剤：塩素濃度約5%の場合

- 0.02% …… 衣類の消毒や物品の拭き取りに使用
- 0.1% …… 嘔吐物・ふん便・体液（血液など）の処理に使用

（注）次亜塩素酸ナトリウムは金属を腐食させるため、金属部分に使用した場合は10分程度たったら水拭きしてください。また、塩素ガスが発生することがあるので、使用時は十分に換気をしてください。

濃度（希釈倍率）**希釈方法**

- 0.02%（200ppm）2Lのペットボトル1本の水に10㎖（ペットボトルのキャップ2杯）
- 0.1%（1000ppm）500㎖のペットボトル1本の水に10㎖（ペットボトルのキャップ2杯）

Q.43 職場に新型コロナウイルスを持ち込まないために何ができますか？

A.

入館・入室の際の従業員の流れを管理します。着用したマスクは、入り口で捨ててもらい、手指の消毒や手洗いも徹底します。

新型コロナの感染は繰り返し説明してきたように、飛沫感染と接触感染の2つの感染経路を介して発生します。これらを新型コロナが流行している期間に、オフィスで起こさないことが職場での対策の重要項目になります。

それには入室、入館する人たちの導線と動きを考えて、可能であれば警備を担当される方にも協力してもらって図のように、次のことを徹底します。

- 着用したマスクは入り口に捨てる
- 発熱等の症状がある人は申し出る
- 手指の消毒か手洗いをしてもらう

そして、以上の3点を掲示版等に明示し、繰り返し、従業員の人たちに協力を呼びかけましょう。

また、**来客の訪問もできれば最小限にしてもらう**ことと、入室する方々には従業員と同じように行動してもらうように、協力してもらいましょう。

入館の際の導線の例

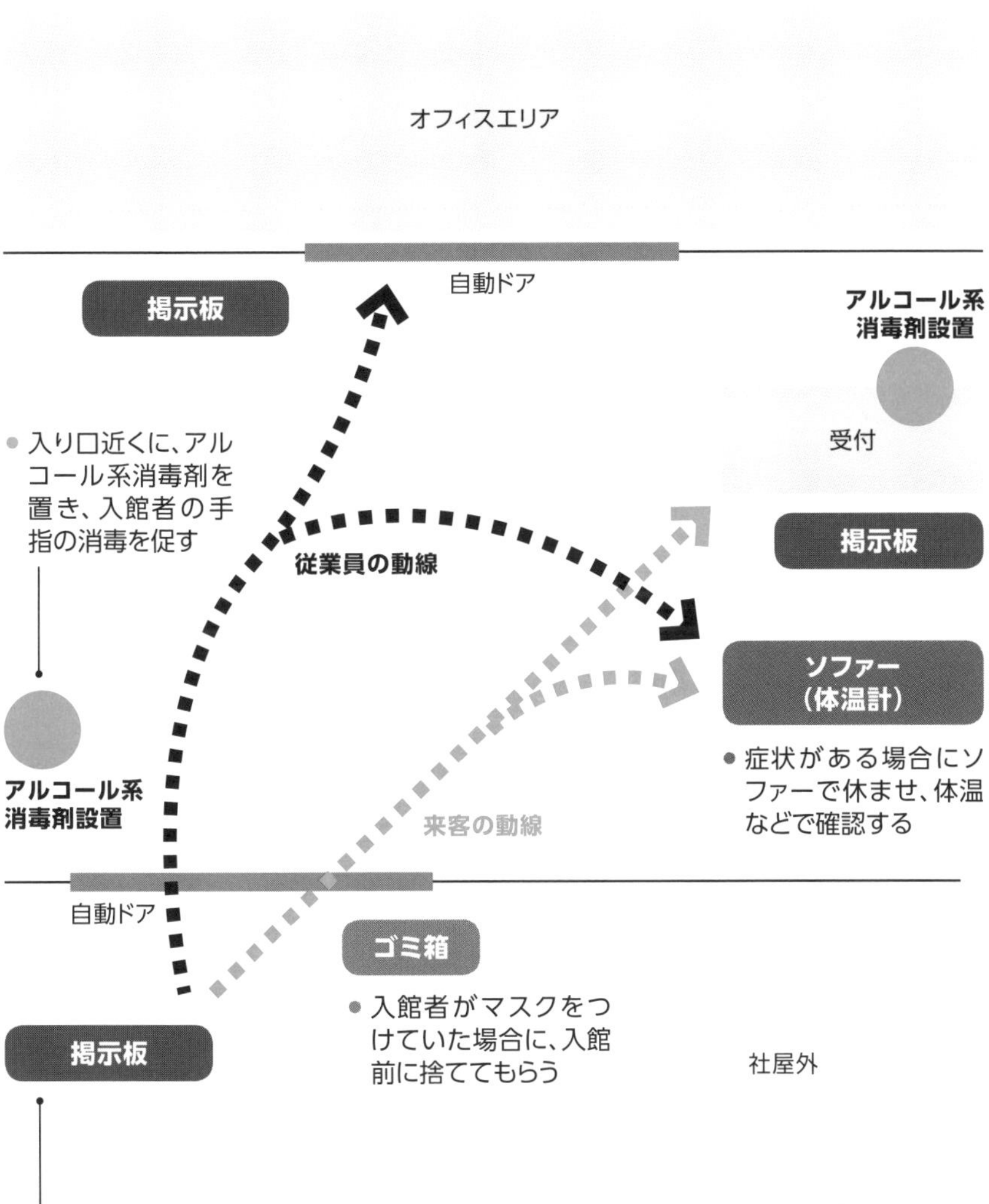

各掲示板で、以下のようなことを明示する

- 入館前に体調不良（発熱、咳など）があれば、受付に申告してください
- マスクを着用している方は、必ず入館前に捨ててください
- 入館の際には、必ずアルコール系消毒剤で手指を消毒してください

ロビーでも、従業員と来客を分けて新型コロナウイルスが持ち込まれる可能性を少なくする

Q.44 接客や営業など、人と接触する従業員への予防策は何が効果的ですか？

A.

サービスや営業の機会を最小限にし、マスク着用や距離を保つことを徹底し、体調を確認して不安があれば聴取します。

自社の業務や職務上、たくさんの人と接することが避けられず、そのために、飛沫感染や接触感染の機会を完全には回避できない人もいると思います。

流行が持続すると一律の自粛から急な再開となることもあるでしょう。

こうした場合の対応も図のように感染症の3要素を考えながら、そのリスクを小さくすることを、試みましょう。

一般的に行う営業やサービスで、例えば**名刺交換や握手、会食やその場の乾杯、あるいは握手を交わすといった際には、飛沫感染や接触感染のリスク**があります。

顧客に対する対応では礼儀からマスクの着用ができない、という向きもあります。マスクの効果には限界があるという前提はあるものの、お客様にうつさない、広げないという考え方を説明し、信頼を損うことなく理解してもらうこともできます。

接触が避けられない従業員の予防策の考え方

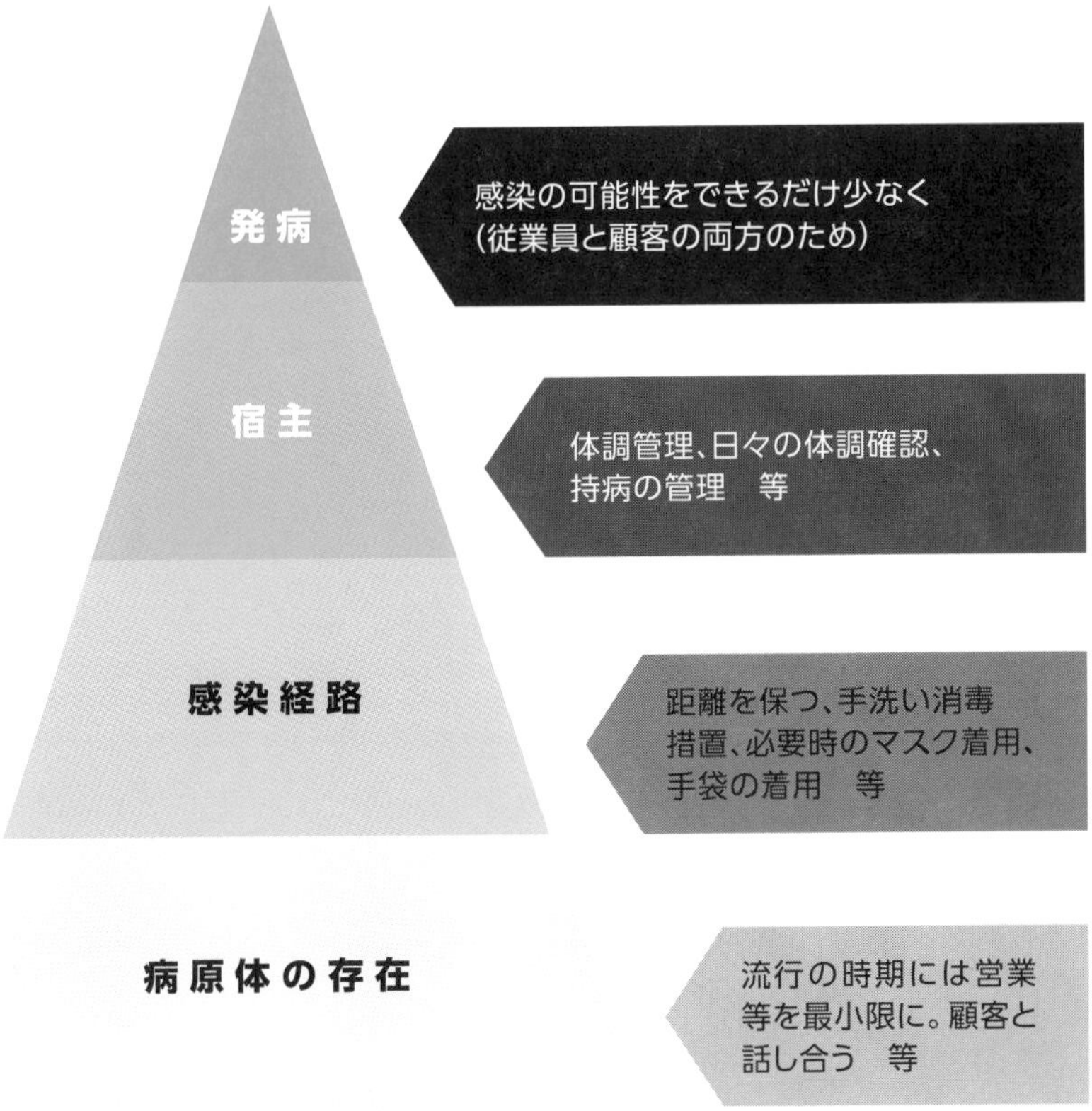

要注意の行動・行為

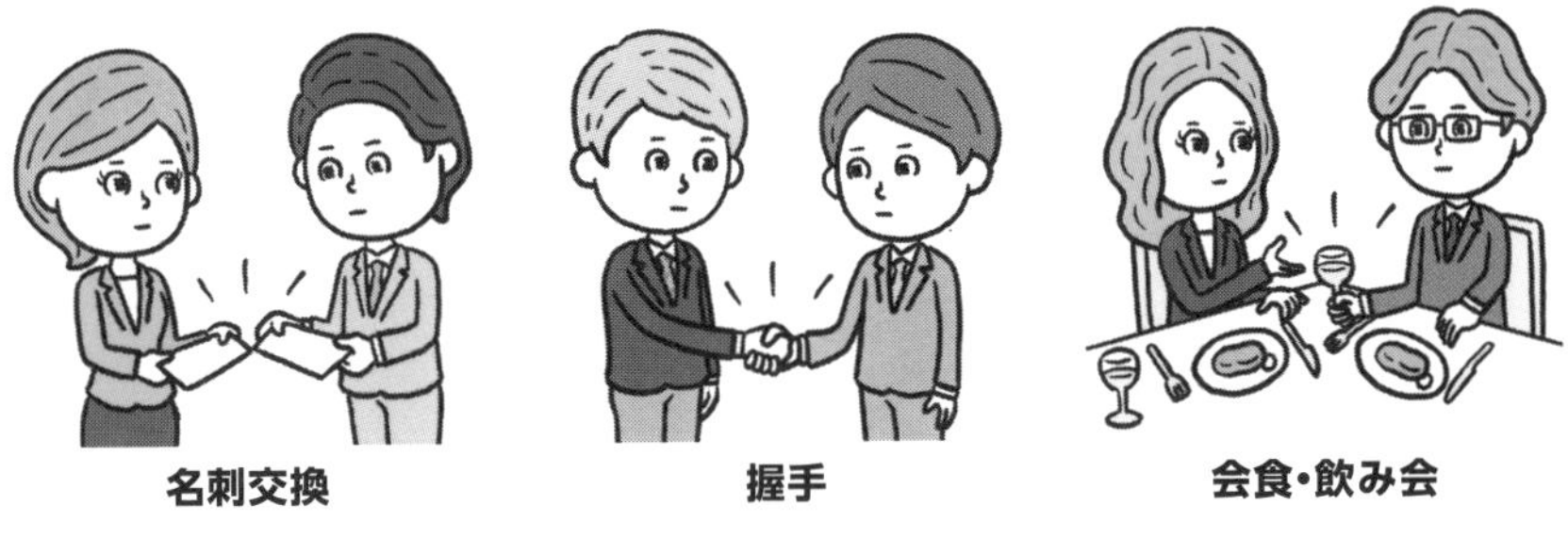

Q.45 従業員から発熱したとの電話があったらどのように対応すればよいですか？

A.

産業医等に協力してもらいながら、自宅療養措置として**電話での健康観察**を行い、情報交換を続けながら支援します。

発熱等の症状を従業員が感じた場合の対応については、まず事前に産業医や看護職等の専門家と、どのような手順で対応するかを検討し、マニュアルや規程に文書化しておくのがよいと思います。

厚生労働省によって、健常な方の場合には発熱等の状態が生じた場合には、自宅待機の上、最寄の保健所（帰国者・接触者相談センター）に相談するようにガイドがなされています。

けれども、職場での対策を充実させるのであれば、全てを従業員の自己責任と片付けないほうがよいと思います。

働き方改革で推進される治療と仕事の両立支援や、その前から職場で展開されているメンタルヘルス不調者への職場復帰支援は、心身の病気を抱えた従業員に積極的な支援を行おうという前提があります。

現実にそうしたケースでは、まず落ち着いて自宅待機ができるよう、オフ

従業員から症状が出た場合の想定と指示内容

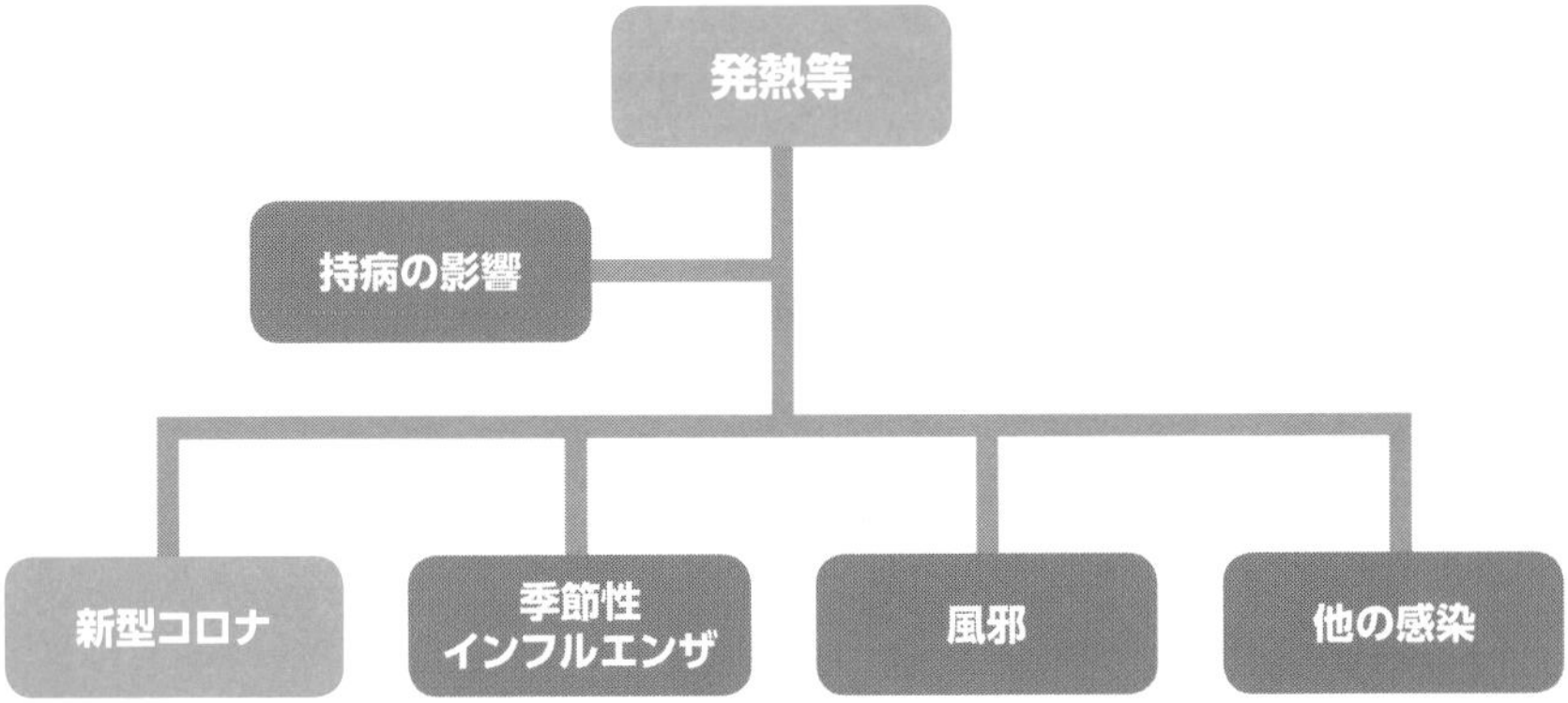

37.5度以上の場合を想定

- まず、自宅待機
- 職場・上司に連絡・報告
- 可能なら産業医等に電話相談
- かかりつけ医に電話相談
- 発熱等が続いたら、最寄の保健所に電話相談
- 静養し、経過観察、悪化したら、医師や保健所に早急に連絡
- 家族と予め話し合っていた対応を実施
- 職場には毎日、経過を報告する

ィスに電話連絡してもらい、その対応を産業医や看護職の人たちに相談しながら、健康状態のフォローアップを行うことができます。

発熱と咳があっても全てが新型コロナとは限りません。持病の有無については、一般定期健康診断や医師の面接指導を通じて情報があると思います。

それらを産業医等に参照してもらいながら、状態に応じてアドバイスしてもらうこともできます。

なお、症状が出たり、もしも感染が分かっても、**差別や偏見の対象となることがないよう、主管部門と管理職の方々は特に注意**が必要です。

機微な健康管理上の情報となりますから、個人情報保護、健康情報管理の一貫として、しっかりと症状や感染の情報は取扱います。そして、ご本人にとっての不利益な取り扱いを行うことにならないように関係者でお互いに注意しましょう。

Q.46 オフィス内で発熱を訴える従業員が出たら、どうすればよいですか？

A.

本人のケアを行い、産業医等と連携し、**帰宅措置等を家族と共に行い**、同僚へのケア、主管部門とも情報共有します。

入室や入館の際に、発熱や咳等の症状のある従業員や来客の方々にその場で申し出てもらうことは重要です。

しかし、意図せず、勤務中に発熱等の症状を生じる場合もあり得るでしょう。あるいは、多少の症状を感じながら、出勤した後、症状が悪化してきて、それが明らかになることもあります。

そのようなケースはまず、本人の病状を悪化させないように、可能であれば家族に連絡して帰宅指示を出します。

ご本人にはマスクを着用してもらい、産業医等の専門家に相談できるのであれば、帰宅方法等について、助言してもらうことができます。

もしも、既に持病等があることが分かっている方の場合には、かかりつけ医につなぐことを専門家にサポートしてもらいましょう。

次に考えることは本人の周りや触ったものにウイルスが付着している可能

オフィス内で従業員が発熱した場合のケアと対処

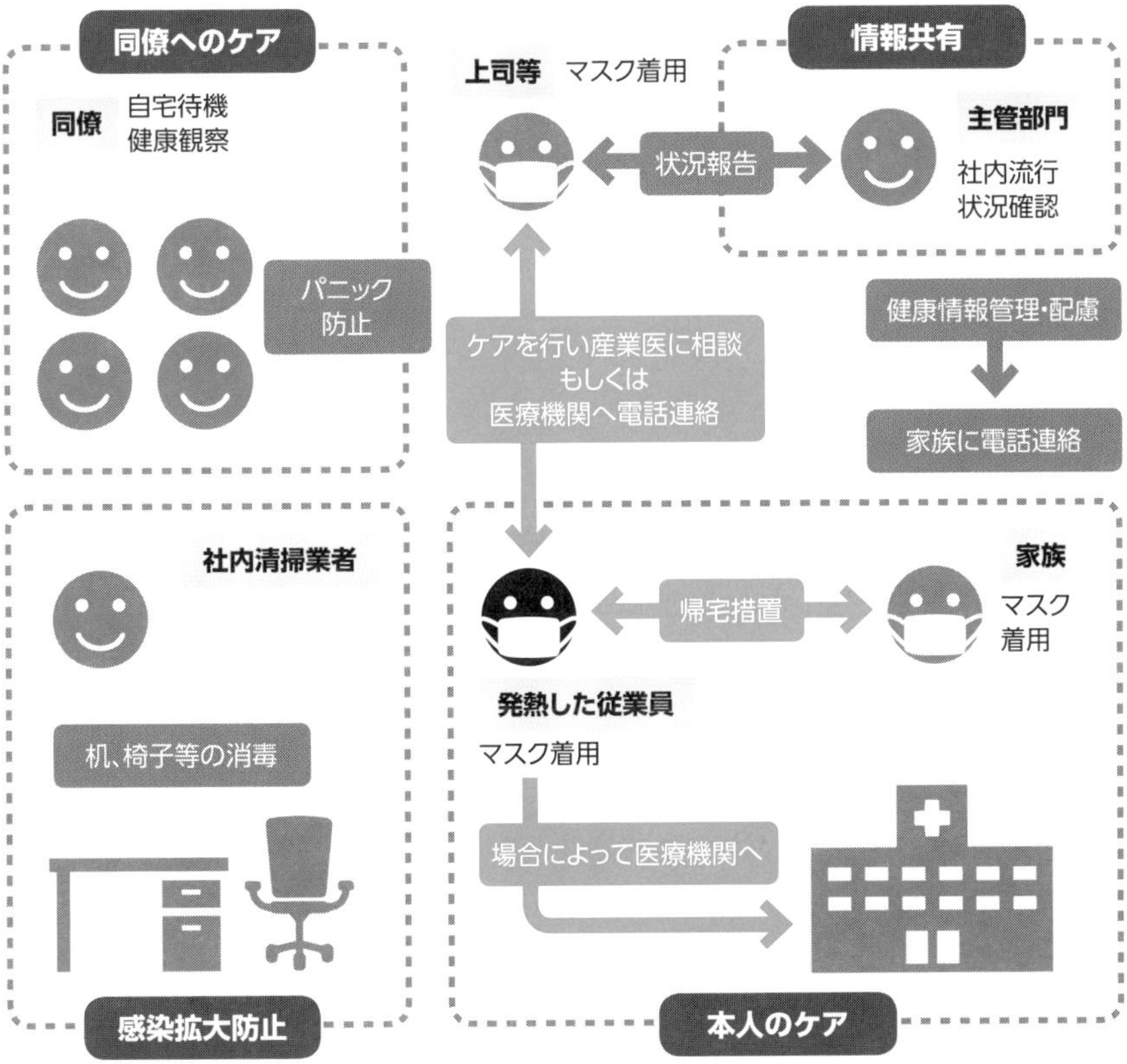

性についてです。**本人の使用した机、椅子、ドアノブ、電話、トイレの便座等を消毒する必要があります。**清掃業者に依頼できる場合には場所を指示して行いますが、自分たちで行う場合には、アルコール消毒剤を活用しましょう。ちなみにじゅうたんやカーペットなら、漂白剤を水に薄めてふき取ることで、滅菌できます。

もしも従業員が新型コロナと診断された場合には上司と同僚の方々が感染している可能性があります。翌日から2週間を目処に自宅待機として、毎日2回、体温を測定し、咳等の症状を確認させ、発熱、咳等の症状が出たら、発病した際の手順を進めます。

なお、発病した人が責められることなく、同僚たちとのチームワークが乱れないように、自宅待機となった人たちとのコミュニケーションを欠かさないようにしましょう。

Q.47 従業員が新型コロナに感染し入院したらどのように対応するべきですか？

A.

家族等と連携し、**産業医等から主治医と情報交換を行います。**同僚に自宅待機措置を行い、広報の情報発信も検討します。

働く人の高年齢化で就労期間中にがん等の病気になる人が増加しています。

その結果、治療や経過観察を受けながら働く人が増加し、厚生労働省は治療と仕事の両立支援と称して、企業等にそれを行うように求めています。

新型コロナで入院治療を受ける従業員に対しても、同じように両立支援の考え方で支援することができます。

図表にその具体的な様子を示しましたが、各関係者がご本人とご家族を支援する姿勢を示すこと、そして経過に応じて、産業医等の専門家と主治医との連携をとってもらうことができます。

上司にあたる管理職の方は同僚の方と同じように感染している可能性があり、自宅待機措置となる可能性が高いです。

人事等の主管部門の関係者が産業医等と協力して、上司と同僚の方々のケアやサポートも行いましょう。

従業員が新型コロナで入院した場合の対応例

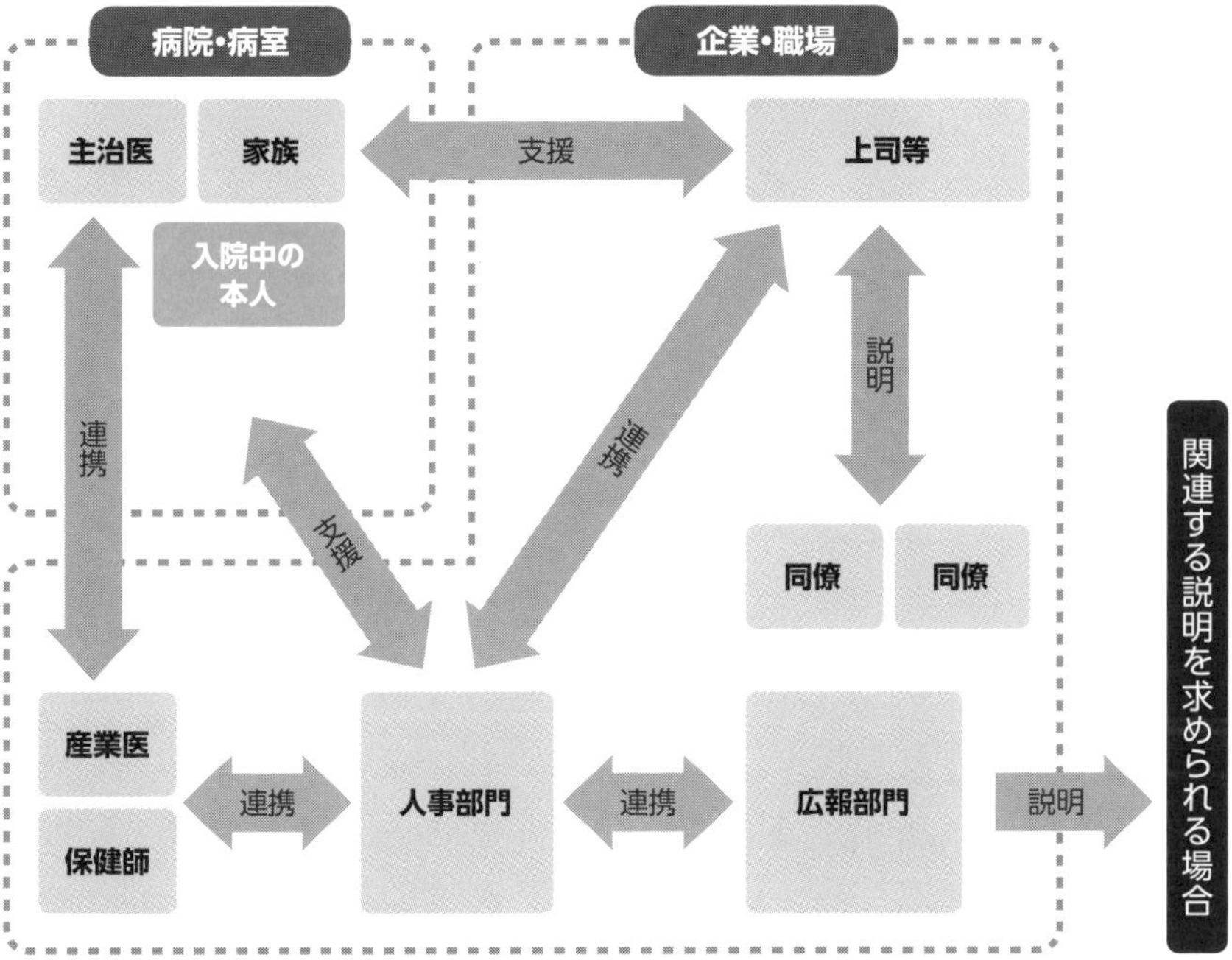

各関係者の行うべきこと

主管部門(人事部門)

- 上司(管理職)、家族、産業医等、広報部門等との連携
- 本人と家族への人事労務制度面の情報提供・支援
- 必要な場合の広報部門との連携(もしも外部への説明が必要な場合に)
- 個人情報保護(健康情報管理)の徹底

上司

- 本人、家族との情報交換と支援
- 同僚のケア、サポート
- 産業医等への情報提供と相談

産業医・保健師

- 主治医との連携と情報交換
- 本人、上司等への支援
- 同僚の人たちのフォローアップ

Q.48 新型コロナから回復した従業員の復帰はどのように判断すればよいですか？

A. 主治医の判断を起点に職場復帰の可否を**産業医等と一緒に検討**し、同僚にも説明し、受け入れる準備を整えましょう。

無事に回復し、職場復帰の検討ができる段階では、図に流れを示したように、**主治医に職場復帰の可否を判断**してもらいます。その際にはご本人が就労に耐えうるかと、上司や同僚に感染させる恐れがないことを確認します。

次に産業医に情報提供の上で、本人との面接か電話による情報交換を行ってもらい、職場復帰の可否の意見を出してもらいます。

その上で産業医の意見に基づきながら上司は本人と電話等で話し合い、復帰の期日を決め、本人の同意を前提に同僚の方々に復帰について説明します。

療養や入院等を経ている人は体力が低下しています。**復帰の際には慣らし運転的に、業務量は少なめからスタート**して、健康状態に合わせて増やしていきましょう。業務量を元通りにする際には、産業医等に念のため確認してもらうと万全でしょう。

新型コロナから回復した後の復帰の流れ

適切な治療と十分な療養

自宅待機　　通院等の経過観察

↓

病状が回復した状態

復帰可能の診断書　　ご本人の復帰の意思

↓

他の人に感染させないことの確認

主治医の見解　　産業医の確認

↓

事前の面接・情報交換

産業医等の確認　　上司との業務相談

↓

職場復帰前

上司が同僚に説明　　受け入れ準備

↓

職場復帰

体調・体力に合わせて　　当初は慣らしで

↓

職場復帰後のフォローアップ

産業医等の確認　　業務量を増やす

↓

完全復帰

産業医のフォロー終了　　元通りの業務量に

Q.49

海外出張の際には、どのような点に注意する必要がありますか？

A.

その要否、必要性を慎重に検討し、**事前に外務省等の情報を確認**しましょう。派遣された人は現地で適切な行動を徹底します。

海外在留邦人数調査統計（外務省）によれば、**3ヶ月以上海外拠点等に滞在する日本人は年間85万人**を超え、企業関係者が半分以上を占めるとされています。

グローバル化の一端であり、平時であれば好ましいことですが、新型コロナの流行のような危機においては可否、判断に悩む場合が少なくありません。

本書執筆中の3月7日現在、日本は中国以外で韓国、イタリア等に続いて7番目の感染者数となっており、日本人の入国、入域制限を行う国が多数に及んでいます。一方、日本政府は3月9日から中国、韓国からの帰国、入国制限をかけています。

そうした中で**考えるべきは、渡航・出張の必要性であり、そして事前の情報収集や現地での感染防止となります。**

ただし、日本だけでなく、海外政府の判断を外務省の情報なども注視していくことも大切です。

海外渡航・出張に関する対応の手順

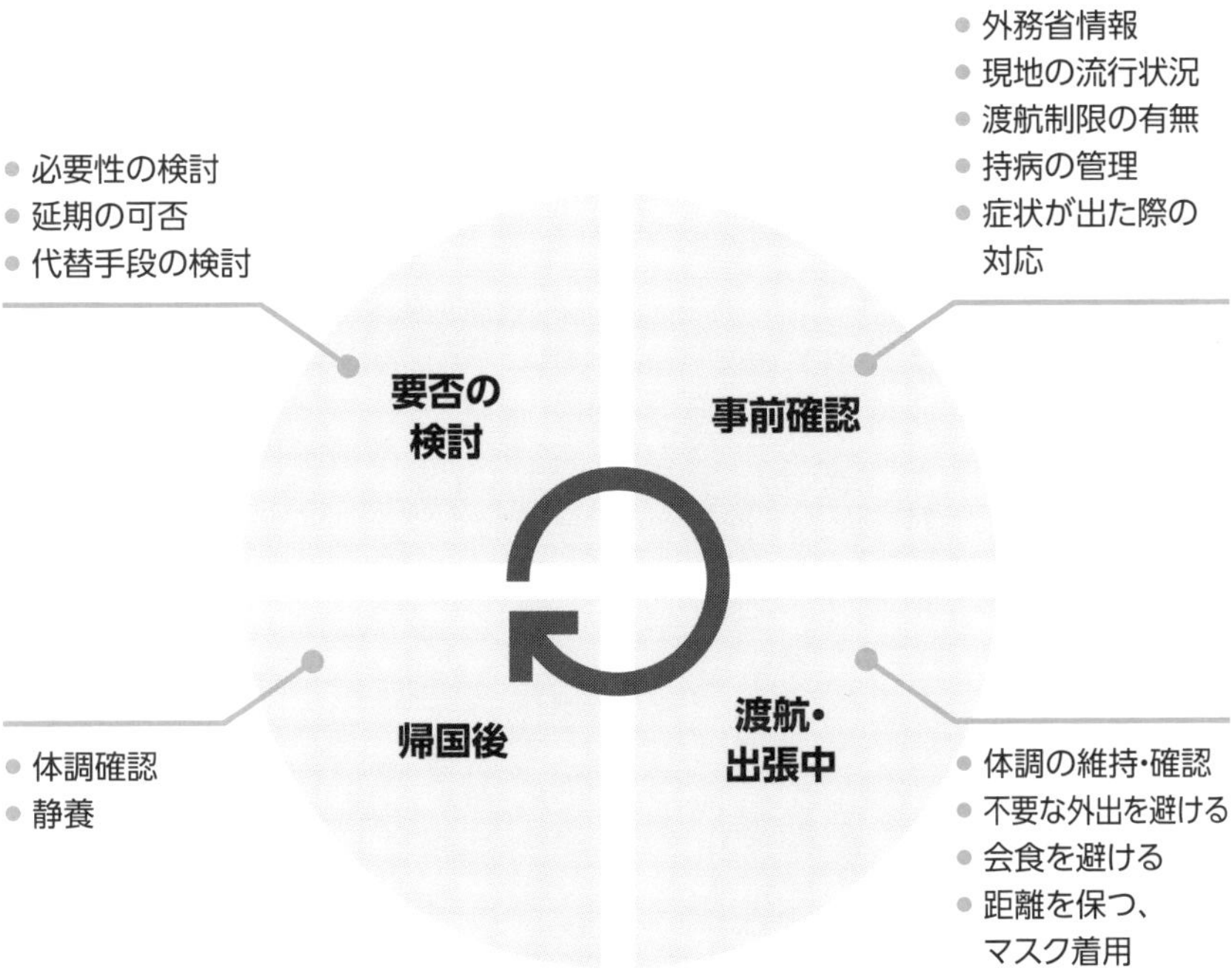

海外出張に際して確認したい外務省ウェブページ

①「たびレジ」

外務省による最新の安全情報を日本語で受信できる海外安全情報、無料配信サービスで緊急時の連絡、安否確認、支援などが受けられる

https://www.ezairyu.mofa.go.jp/tabireg/index.html

②新型コロナウイルス（日本からの渡航者・日本人に対する各国・地域の入国制限措置及び入国・入域後の行動制限）（令和2年3月19日段階）

https://www.anzen.mofa.go.jp/covid19/pdfhistory_world.html

1. 感染者確認国・地域（注:日本を含む）からの入国・入域制限が行われている国・地域（112か国／地域）
2. 入国後に行動制限措置がとられている国・地域（88か国／地域）

③各国・地域における新型コロナウイルスの感染状況

https://www.anzen.mofa.go.jp/covid19/country_count.html

Q.50 従業員すべてに適切に行動してもらうために大事なことは何ですか？

A.

マニュアルや就業規則を元に従業員や管理職が従うべき**行動基準を策定し、掲示やカードを配布して周知**しましょう。

職場で新型コロナに対して行う対策は主管部門や管理職だけでは実施できません。

全ての従業員と関係者が一致協力して適切な行動をとり続けることで、職場内や通勤、あるいは各自の日常生活における感染や発病を減らし、職場全体への影響を最小限に留める努力を継続する必要があります。

一方で人事労務分野でしばしば言われることですが、2：6：2の法則やパレートの法則のように人々の物事の捉え方は積極的、中立、消極的と分かれるものです。これらは人間の多様性の一端を示す傾向でもあります。

そうした前提で、**適切な対応を行動基準として簡潔にまとめ、それを配布し、掲示し、定期的に徹底する機会を設けましょう。**

全ての関係者、従業員が団結して、感染と発症や事業への影響を最小化すべく、適切な行動を継続しましょう。

従業員全体で共有する行動基準例（3月時点）

準備等

- 上司との打ち合わせ
  - 業務整理、欠勤時の対応、発熱した際の手順確認
- 不要不急の外出を控える
- 暴飲・暴食を避け、体調を整える
- かかりつけ医への相談
  - 持病のある、又は妊娠中の場合も
- 家族等との対応話し合い
- 1～2週間分の備蓄を行う

発熱等を感じた場合

- 37.5度以上の場合を想定
  - 自宅待機
  - 職場・上司に連絡・報告
  - 可能なら産業医等に電話相談
  - かかりつけ医に電話相談
  - 最寄の保健所に電話相談
  - 静養し、経過観察
  - 家族と予め話し合っていた対応を実施
  - 職場には毎日、経過を報告する

新型コロナと診断された場合

- 自宅待機
  - 上司、家族に連絡・報告
  - 療養に努める
- 症状が悪化し、入院等した場合
  - 家族から上司に連絡・報告

回復後の手順

- 主治医の職場復帰可能との判断
- 主治医の診断書を受け取り、上司に送付
- 産業医との面接の調整
- 日常生活での体力の回復
- 産業医による面接
- 上司との復帰後の相談

職場復帰とその後

- 上司と産業医のフォローアップを受ける

ットを短期的と中長期的な視点で分けて考えて、バランスよく判断を行うのがよいと思います。

情報発信、リスクコミュニケーションを行う主眼はマスコミ等を介して発信される情報によって、企業イメージやブランドの棄損を防ぐだけでなく、顧客や取引先の信頼を損ねないようにすることです。

そのために大切なことは事前に入念に準備をしておくことです。そのために誰が、どのように、何を伝えるか（そのためにはどんな情報をどのような情報源から集めるのか）を関係者で話し合っておきましょう。

次に従業員の感染に関する情報を発信する際は、考えられる限りの問い合わせに対して、誠実な答えを用意しておくことです。そして、ダメージを軽減しようと情報を隠さないこと、質問に対して答えがない場合には質問をしている人の考えを聴き、よりよい対応を心がけたいという意思表示を行うことが大事です。可能であれば、質問者の考えを尋ねることもできます。

他方、消費者や取引先には直接的な説明を誠実な謝罪と共に行います。その際には、消費者や取引先に生じるダメージをどのように考え、補償するか、いつから、どのように運営等を再開するかを、楽観でも悲観でもなく、できる限り正確かつ論理的に説明します。

新型コロナに限らず、企業の不祥事が発生したような場合の記者会見では、しばしばリスクコミュニケーションに失敗している様子が露わになります。質問に答えず、必要な情報を伝えず、形式的に行っただけだと取材をした関係者が感じてしまう場合です。

そのような失敗を犯さないためには、コミュニケーションを行う人自身の立場や利害を守るためではなく、自社の製品やサービスを受け取る側の人たちの利益を守り、損失を小さく済ませることを重視するというスタンスに立つことが重要です。

Column 4

従業員が感染・発病した場合のリスクコミュニケーション

感染・発病したり、入院・重症化した従業員が出た場合の広報・情報の発信を事前に考えておく必要があります。つまり発生前から、経営幹部と主管部門がリスクコミュニケーションについて、しっかりと検討するのです。リスクコミュニケーションとは様々な危険や不都合が生じる情報を、関係者や団体の間で共有し、効果的な対策のために意思疎通を図ることを意味します。

リスクコミュニケーションを新型コロナの流行に際して行う場合には以下のフェーズ（段階）を考慮しなければなりません。

①海外発生期で日本が水際対策等を行っている段階＝国内発生は稀
②海外流行期で日本での地域感染早期＝国内発生は数百人くらいまで
③日本で地域流行期＝感染ルートが追えない＝国内発生は千人から数千人単位へ
④国内流行期（第一波）＝国内発生は万単位に
⑤一旦消退し、しばらくして第二波へ

①の時点で職場内での発生があると大変ですが、3月上旬の段階で既に②まで来ていますから、今後は流行が②のうちか③以降なのかによって、対応や考え方を柔軟に変える必要があります。

②の段階でもマスコミや地域、消費者の関心を集めますが、③の段階になると感染する人が珍しい存在ではなくなります。つまり②では評判リスクや企業イメージにダメージがありますが、③以降ではそれが軽くなっていくことになります。

対策の目的や目標に関する説明で触れましたが（76頁）、自社内の流行のピークを遅くすることは、評判リスク等を小さくすることにも役立ちます。

さて、自社で感染者が発生したことを情報発信、リスクコミュニケーションを行うかどうかに関して、隠した場合のデメリットと公表した場合のメリ

②医療アクセスや医療レベルの違い

- **医療保険・健康保険が利用できる環境(国ごとの違い)**
- **気軽に受診できた方が軽症で把握されるので、死亡率は低くなる**
- **救急車を呼ぶにも高額であれば、症状が出ても我慢する→死亡率は高い**
- **先進国の方が中進国や発展途上国より医療レベルが高い**
  - 全身管理を受けやすいか
  - 人工呼吸器を使えるかどうか

③情報の統制・数字の正確性

- **正確な統計が可能か**
  - 疑わしいのに検査ができない等

④新型コロナではまだ不明ですが…

- **人種の違い?遺伝的な傾向??**

⑤調査をする人の立場

- **臨床医と公衆衛生の専門家、ウイルス学の専門家による視点の違い**

⑥国民の健康状態等の違い

- **長寿で高齢化していて生活習慣病(=持病)が多い(日本のような)**
  - 死亡率が高めになる
- **比較的若く生活習慣病が少ない**
  - 死亡率が低くなる

流行が終息するまで何か月かかるかはまだ分かりませんが、将来振り返った時に日本人のかなりの割合が感染した、というシナリオも考えられます。

ヘルスリテラシーとして大切なことは、いたずらに目の前の数字に振り回されないことです。それよりも、ご自身や大切な方の状態や置かれた環境の中で、どれほどのリスクがあるのかを慎重に考え、見積もることです。

そして、その結果を心に留めてできるだけ感染する機会を少なくすること、重症化しないために事前にできることと共に、症状がもし出た場合には他の人にうつさないように心がけましょう。

Column 5

新型コロナに関する報道に振り回されないために

新型肺炎が中国湖北省武漢で発生した、という報道が出始めた頃には、多くの日本人は対岸の火事のように見ていたのではないでしょうか。

一人の医師、そして専門コンサルタントとして、様々なメディアから発信される情報を見聞きして、感じたのは次のことです。

- **情報は発信する側の利害によって偏る**
- **情報は発信する人の専門や立場によって変わる**
- **情報を受け取る人は見えないものに影響される**
- **新型コロナの情報ですら、裏にはビジネスがある**

従業員と職場を守りたい人、あるいは働くご自身や家族を守りたい人は、発信される情報を吟味し、それを正しく解釈する必要があります。

健康に関する情報を適切に取捨選択し、これを知識として定着させ、スキルとして活用できることを「ヘルスリテラシー」と呼びます。そして、新型コロナへの対応でヘルスリテラシーが試されることになるのです。

報道では死亡率が0.7%とか、2%強とか、3%を超えているとか、高齢者は20%だとか様々な数字が踊ります。ネットではそうした数字のインパクトがあれば閲覧は増えるでしょうし、テレビは視聴率が取れるでしょう。けれども次のようなファクターによって死亡率は増減します。

①新型コロナで死亡した人の数と感染が判明した人数のバランス

- **重症な人しかPCR検査ができないと死亡率は高めに出る**
- **全数調査のように可能な限り症状のない人まで測定すると死亡率は低めになる**
- **もしも検査体制に違いがあれば都道府県で死亡率に違いが出る**

3 剰余金の配当に関する定款の定めについて（会社法第124条第3項）

新型コロナによって、特定の日を基準日とした剰余金の配当ができない状況が生じたときは、その基準日に配当せず、異なる日を新たな基準日と定め、剰余金の配当をすることもできる。その基準日を改めて定める場合には、当該基準日の2週間前までに公告する必要がある。(2と同様)

※法務省ウェブページ「定時株主総会の開催について」より引用・改変
http://www.moj.go.jp/MINJI/minji07_00021.html

もしも政府の要請が解かれ、しかし流行が完全には終息しない段階で株主総会を行うのであれば、既に望ましい感染予防策として、理解されていると思いますが、以下の対応を心がけてください。

- 開催直前に会場のトイレ、座席等は事前の清掃とアルコール系消毒剤等による消毒措置を、会場を提供するホテル等ないし清掃業者に要請する
- 入り口にアルコール消毒剤を置き、マスクを着用してきた人は廃棄してもらい、必要であれば新たにマスクを渡し、着用を促す
- 会場に到着の時点か、総会の間に発熱、咳、全身倦怠感等の症状があれば、申し出てもらうよう案内する
- 事前の案内の中に持病がある方は主治医と相談の上、総会参加について慎重に検討してほしい旨を記載する
- 可能な限り、一人一人の着席位置の距離を置く（できれば2m以上）
- 事前に顧問弁護士に相談の上、ネットを使った映像の中継や配信を通じて、株主に対する説明責任を果たすよう努めつつ、株主同士の接触や異動に伴うリスクを軽減する

Column 6

株主総会をどうすべきか?

上場企業の株主総会が最も集中するのが6月頃だと言われています。

経営及び経営管理上、そして自社のイメージやブランドを保つため、ひいては経営幹部の方々のお立場のためにも株主総会を乗り切ることは重要でしょう。

政府・行政として2月20日にイベント等の開催の必要性の再検討の案内、2月26日に2週間の中止、延期又は規模縮小等の対応の要請、3月11日にはさらに10日間の対応の延期の再要請がなされました。

(厚生労働省ウェブページ;https://www.mhlw.go.jp/stf/seisakunitsuite/newpage_00002.html)

新型コロナの広がりによって、株主総会の開催に悩む関係者が少なくないのではないでしょうか。

既に確認されているかもしれませんが、法的な取り扱いとしては、法務省から下記の内容がホームページで紹介されています。

1 定時株主総会の開催時期

定時株主総会の開催時期に関する定款の定めがあっても、新型コロナによって、その時期に定時株主総会を開催できない場合には、その状況が解消された後の合理的な期間内に定時株主総会を開催すれば足りる。

2 定時株主総会の議決権行使の基準日(会社法第124条第2項並びに第3項)

定款で定時株主総会の議決権の基準日が定められている場合、新型コロナによって、その基準日から3か月以内に定時株主総会を開催できない場合には、新たに議決権行使のための基準日を定め、その2週間前までに当該基準日及び株主が行使することができる権利の内容を公告する必要がある。

日本政策金融公庫等による無利子・無担保融資

- 新型コロナウイルス感染症特別貸付;新型コロナで業況が悪化した事業性のあるフリーランスを含む事業者に対し、信用力や担保に依らず一律金利で融資後の3年間まで0.9%の金利引き下げを実施。
- 特別利子補給制度：上記の貸付を行った中小企業者等のうち、特に影響の大きい個人事業主、売上高が急減した事業者などに対して、利子補給による資金繰り支援を実施。

マル経融資の金利引き下げ（新型コロナウイルス対策マル経）

- 売上が減少した小規模事業者の資金繰りを支援するため、別枠1,000万円の範囲で当初3年間、通常貸付金利から0.9%引下げ。据置期間を運転資金で3年以内、設備資金で4年以内に延長する。

衛生環境激変対策特別貸付

- 一時的な業況悪化から資金繰りに支障を来している旅館業、飲食店営業及び喫茶店営業を営む方の一部が対象。

他に危機対応業務や危機関連保証、金融機関等への配慮要請等も行う

以上の制度等を利用する際には、4月以降の事業計画や影響の見積もり、特に一時的な収束や流行の終息時期も産業医等の専門家の見解も聞きながら、考えておく必要があります。

見えないものに恐怖したり、不安を覚えたりすることは一見理性的でないようでも、人間の生き物としての反応です。従業員の方々は個々の事情や心配を抱えながら、経営や経営者の迷いや懸念を敏感に感じるところがあります。21世紀に入り、職場のメンタルヘルスが注目されて久しいですが、オープンに従業員の不安や心配を聴取し、その時々の状況をできるだけニュートラルに説明しましょう。場合によってよりよい対応についての意見を求め、一致団結して苦境に立ち向かう体制を維持することが大切です。

Column 7

コロナショックで苦境にある企業に救済の道はあるのか?

新型コロナ流行による日本経済への影響を「コロナショック」と呼ぶようになりました。これに対して、政府は国民に対する救済措置を念頭に、期限付きの消費税減税や公共料金の免除、現金給付の検討を行っていると伝えられています。

日銀は引き続いての量的緩和に加えて、年6兆円までの上場投資信託(ETF)の購入目標額を12兆円に倍増し、大企業が発行する社債等の購入を進め、中小企業の資金繰り支援のための金融機関向けの資金供給も拡充すると報じられています。

しかし、足元では、観光業、飲食業、運輸業、小売業等で消費者や顧客による利用や購買が「蒸発」してしまい、資金繰り難に陥り、人員整理を余儀なくされる経営者が出てくる等、その影響は深刻です。

こうした苦境に陥りつつある企業や経営者に対し、経済産業省は次のような支援策のガイドを行っています。(3月13日時点)

中小企業関連団体、支援機関、政府系金融機関等の1050拠点に「新型コロナウイルスに関する経営相談窓口」を設置し経営相談に対応

- 資金繰りに関して日本政策金融公庫の貸付制度や信用保証協会の保証制度と窓口を案内。従業員給与は雇用調整助成金の特例を案内。
- 顧客の激減に対して、各相談窓口で個別に相談対応。

セーフティネット保証として経営の安定に支障が生じている中小企業に対する一般保証(最大2.8億円)とは別枠の保証の対象とする資金繰り支援制度を開始

- セーフティネット保証4号:全都道府県で借入債務の100%保証。
- セーフティネット保証5号:特に重大な影響が生じている508業種で借入債務の80%を保証。

内閣ホームページ「新型コロナウイルス感染症の対応について」

- 国民に向けたメッセージを含む対策の概要や様々なパンフレット
  https://www.cas.go.jp/jp/influenza/novel_coronavirus.html

厚生労働省ホームページ「新型コロナウイルス感染症について」

- 管轄省庁として基本方針、新型コロナウイルス感染症対策専門家会議の見解、上述の国内の発生状況、政府の対策等に加えて、働く方と経営者向けに解説が掲載されている。最新にアップデートされている「新型コロナウイルス感染症に関するQ&A」もある
  https://www.mhlw.go.jp/stf/seisakunitsuite/bunya/0000164708_00001.html

外務省ホームページ「海外安全ホームページ」

- 各国・地域における新型コロナの状況や入国制限措置と入国後の行動制限措置に関する状況がアップデートされている。
  https://www.anzen.mofa.go.jp/

経済産業省ホームページ「新型コロナウイルス感染症関連」

- 新型コロナの流行による企業への影響を緩和し、企業を支援するための施策が紹介されている
  https://www.meti.go.jp/covid-19/

法務省ウェブページ：課題別に法的な手続きが分かる

- 民事局（ただし、他も含めて一つにはまとめられていない）
  http://www.moj.go.jp/MINJI/index.htm

Column 8

新型コロナ関連のおすすめの情報サイト

現代的な高速大量輸送により、猛烈なスピードで新型コロナの流行が拡大していますが、高度情報化で得られるタイムリーな情報を働く人と職場の対策に活かすことができます。一方でフェイクニュースや誤った情報も氾濫していますから、その是非も見極める必要があります。

以下に新型コロナに関連する情報サイト、企業が参考にできるサイト、マニュアル作りや企業広報で参考になるサイト等を掲載しました。自社での対策の参考にしてください。

新型コロナ流行の最新動向がわかるサイト

- 厚生労働省による「報道発表一覧（新型コロナウイルス）～発生状況」
  ～日々の日本全体の流行の正確な動向がわかる
  https://www.mhlw.go.jp/stf/seisakunitsuite/bunya/0000121431_00086.html

- ジャッグジャパンによる「都道府県別新型コロナウイルス感染者数マップ」
  ～最新の都道府県別の感染者数等が分かる
  https://gis.jag-japan.com/covid19jp/

- 東京都による「都内の最新感染動向」
  ～PCR検査実施数、陽性者の数や入退院数、症状の軽重がわかる
  https://stopcovid19.metro.tokyo.lg.jp/

- ジョンズ･ホプキンズ大学による「Coronavirus COVID-19 Global Cases～Center for Systems Science and Engineering (CSSE)～」
  ～世界全体の最新の症例数･死亡者数･回復者数を把握できる
  https://gisanddata.maps.arcgis.com/apps/opsdashboard/index.html#/bda7594740fd40299423467b48e9ecf6

おわりに

この原稿を書いている3月12日夜、新型コロナはパンデミックとされ、全世界の患者数は13万人に迫りつつあり、死亡者は4700人あまり（数字上の死亡率は3・7％）となっています。

中国で封鎖が解除されつつあるとの報道がある一方で、イタリアとイランで患者数が1万を超えて、アメリカはEUからの入国を制限することになり、WHOのいうパンデミックがその姿を現しつつあります。

経済等への影響は甚大で日経平均は1月に比べて20％以上、1万8500円台まで落ち込み、日銀の保有ETFが含み損を抱える1万9500円を大きく割り込んでいます。事業によっては閉鎖に追い込まれ、企業には甚大な被害が既に発生しており、仕事がなくなり、生活に困窮する人が出てきています。

こうした状況になるのではないかと心配していたちょうど3週間前の2月20日の夕方、エクスナレッジ編集部の森哲也さんから電話をもらいました。同社から2009年10月に「新型インフルエンザ対策Q＆A」を出版したことがあり、〝新型コロナで改訂版を出したい。なるべく早く！〟とおっしゃるのです。数多くの職場でのダメージを何とか少なくできないかと考えていた私は二つ返事で引き受けました。

同時並行で単行本の執筆を2本抱え、コンサルティングなどの仕事もある中、様々な情報を精査し、課題を選び、構成と図表を考え、解説記事を書くのは骨が折れました。

それでも、編集を担当いただいた森さんとグループONESの渡邊雄一郎さんの頑張りとサポートで何とか、書き終えることができました。お二人にはこの場をお借りして御礼申し上げたいと思います。

Epilogue

さて、2020年を生きる我々はストレスや多少の不満はあるけれど、先進国である平和な日本で、衛生的なインフラに支えられた毎日の暮らしを、それをあまり意識せず、享受してきました。けれども、新型コロナの流行はその前提を覆す、我々の世代が初めて経験する危機となりうる可能性があります。

一方、こうした危機を通じて、我々は学び、影響を受けた中でよりよい働き方や新たな事業運営の方法を、知恵を使って生み出すこともできます。

私は、日米の大手企業の産業医、産業医養成機関の講師、ベンチャー企業の創業社長兼専門コンサルタントを経て、現職でも職場の健康管理や危機管理の実務に没頭し、合計すると25年以上になります。

その中で培ったノウハウを新型コロナ対策に落とし込み、できるだけ読者の方々が分かりやすく、現場で使いやすいように心がけました。

丁寧に記載したつもりですが、この本が上梓される4月には、内容が古くなっている部分があるかもしれません。もしも至らない点があったら、私の力不足のせいであり、どうかお許しいただきたいと思います。

新型コロナが一日でも早く終息し、読者の方々と職場への影響がないこと、少ないことと、元どおりの日常に早く戻ることを願って止みません。

2020年3月12日　株式会社健康企業代表・医師　亀田高志

【著者紹介】

亀田高志（かめだ・たかし）

株式会社 健康企業 代表・医師。

労働衛生コンサルタント、日本内科学会認定内科医、日本医師会認定産業医。

1991年産業医科大学医学部卒。職場の健康管理と危機管理を専門とし、企業や自治体、専門家に向けた講演、研修、執筆等を手掛ける。社会保険労務士がメンタルヘルス対策等を学ぶ健康企業推進研究会も主宰。福岡産業保健総合支援センター産業保健相談員、国際EAP協会日本支部理事、日本産業衛生学会エイジマネジメント研究会世話人でもある。

著書は「課題ごとに解決！健康経営マニュアル」（日本法令）、「健康診断という病」（日経プレミアシリーズ・日経新聞出版社）、「改訂版　人事担当者のためのメンタルヘルス復職支援」、「管理職のためのメンタルヘルス・マネジメント」（労務行政研究所）等多数。

【図解】新型コロナウイルス 職場の対策マニュアル

2020年4月13日　初版第1刷発行
2020年4月24日　第2刷発行

著者　亀田高志
発行者　澤井聖一
発行所　株式会社エクスナレッジ
〒106-0032 東京都港区六本木7-2-26
http://www.xknowledge.co.jp/

問合先　編集　TEL.03-3403-6796
FAX.03-3403-0582
info@xknowledge.co.jp
販売　TEL.03-3403-1321
FAX.03-3403-1829